肿瘤克星

精准放疗

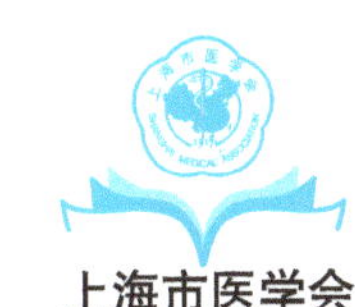

上海市医学会
百年纪念科普丛书
1917—2017

上海市医学会
上海市医学会肿瘤放射治疗专科分会　组编

上海科学技术出版社

图书在版编目(CIP)数据

肿瘤克星·精准放疗 / 上海市医学会,上海市医学会肿瘤放射治疗专科分会组编. —上海：上海科学技术出版社,2017.10
（上海市医学会百年纪念科普丛书）
ISBN 978 - 7 - 5478 - 3666 - 8

Ⅰ.①肿…　Ⅱ.①上…　②上…　Ⅲ.①肿瘤—放射疗法
Ⅳ.①R730.5

中国版本图书馆 CIP 数据核字(2017)第 184578 号

肿瘤克星
精准放疗

上海市医学会
上海市医学会肿瘤放射治疗专科分会　　组编

上海世纪出版（集团）有限公司
上海科学技术出版社　出版、发行
（上海钦州南路 71 号　邮政编码 200235　www.sstp.cn）

字数：175 千　　　印张 13.75
2017 年 10 月第 1 版　2017 年 10 月第 1 次印刷
ISBN 978 - 7 - 5478 - 3666 - 8/R · 1413
定价：30.00 元

内容提要

全书分为三大部分。第一部分"读经典",由上海市从事肿瘤放疗的权威专家撰写,介绍了放射治疗的基本原理、最新观念、新兴技术,纠正民众对肿瘤放疗存在的误区。从这些文章中,我们既可以了解到经典的放疗常识,又能从侧面领略放疗领域的进展和未来。为既反映上海市医学会及肿瘤放射治疗专业学会的发展历程,又反映当今时代的观念和进步,所有入选的已发表文章均标明出处和年代,经过编委会专家审核,并根据现况加以改编,以使读者获得更实际的指导。

第二部分"问名医",由一线中青年放射治疗骨干撰写,以问答的形式解答患者在肿瘤放射治疗过程中的种种问题。各类常见问题如肿瘤患者如何配合医生选择合适的放疗方法,如何进行治疗的准备和配合,怎样才能顺利完成全疗程,怎样减少不良反应,等等,在这里都能找到答案。

第三部分"微辞典",以简短精炼的语言介绍了有代表性的放疗设备、药物和特色科室。这部分是更贴心的求医指南,可以帮助患者对所接受的治疗技术、药物有进一步的了解,帮助找到最合适的医院和专家。扫一扫配发的二维码,患者就可进入一些特色科室的网上平台,进行更有针对性的医患沟通。

编委会

名誉主编： 郭小毛

主　　编： 胡超苏　张火俊　郑向鹏

副 主 编： 章　真　白永瑞　陈佳艺

主编助理： 李云海　胡伟刚　付　杰

编委名单： （按姓氏笔画排序）

丁　罡	王　健	王湘连	马秀梅	方　芳
朱晓斐	乔田奎	任艳萍	刘永明	许　青
孙维凯	吴永欣	何　健	邹丽芬	汪　洋
沈倩雯	陈　刚	林　清	居小萍	赵国旗
姚　原	姚　晖	秦庆亮	贾　臻	徐　欣
高彩霞	涂文勇	章　青	梁世雄	蒋马伟
傅小龙	蔡　钢	谭　姿	樊　旼	

总　序

上海市医学会成立于 1917 年 4 月 2 日，迄今已有 100 年的悠久历史。成立之初以"中华医学会上海支会"命名，1932 年改称"中华医学会上海分会"，1991 年正式更名为"上海市医学会"并沿用至今。

百年风雨，世纪沧桑，从成立之初仅 13 人的医学社团组织，发展至今已拥有 288 家单位会员、22 000 余名个人会员，设有 92 个专科分会和 4 个工作委员会，成为社会信誉高、发展能力强、服务水平好、内部管理规范的现代科技社团，获评上海市社团局"5A 级社会组织"、上海市科协"五星级学会"。

穿越百年历史长河，上海市医学会始终凝聚着全市广大医学科技工作者，充分发挥人才荟萃、智力密集、信息畅通、科技创新的优势，在每一个特定的历史时期，在每一次突发的公共卫生事件应急救援中，均很好地体现了学会的引领带动作用。近年来，在"凝聚、开放、服务、创新"精神的指引下，学会不忘初心，与时俱进，取得了骄人的成绩。

2016 年，习近平总书记在"全国卫生与健康大会"上发表重要讲话，指出"没有全民健康就没有全面小康"，强调把人民健康放在优先发展的战略地位。中共中央、国务院印发的《"健康中国 2030"规划纲要》明确了"共建共享、全民健康"是建设健康中国的战略主题，要求"普及健康生活、加强健康教育、提高全民健康素养"，要推进全民健康生活方式行动，要建立健全健康促进与教育体系，提高健康教育服务能力，普及健康科学知识等。上海市医学会秉承健康科普教育的优良传统，认真践行社会责任，组织动员广大医学专家积极投身医学科普创作与宣传教育。

近年来，学会重点推出了"健康方向盘"系列科普活动、"架起彩虹桥"系列医教帮扶活动和"上海市青年医学科普能力大赛"三项科普品牌。通过科普讲座、咨询义诊、广播影视媒体宣传以及推送科普文章或出版科普读物等多形式、多渠道，把最前沿的医学知识转化成普通百姓需求的健康科普知识，社会反响良好。配合学会百年华诞纪念活动，期间重点推出了百场科普巡讲活动和百位名医科普咨询活动。上海市医学会以其卓有成效的科普宣教工作受到社会各界好评，荣获上海市科委颁发的"上海科普教育创新奖-科普贡献奖（组织）二等奖"、中华医学会"优秀医学科普单位"和"全国青年医学科普能力大赛优秀组织奖"，成为上海市科协"推进公民科学素质"百家示范单位之一。

为纪念上海市医学会成立 100 周年，同时将《"健康中国 2030"规划纲要》精神进一步落到实处，我们集中上海医学界的学术领袖和科普精英编著出版这套科普丛书，为大众提供系统的医学科普知识以及权威的疾病防治指南，为"共建共享、全民健康"的健康中国建设添砖加瓦。在这套丛书里，读者既可以"读经典"——呈现《再造"中国手"》等丰碑之作，重温医学大家叱咤医坛的光辉岁月，也可以"问名医"——每本书约有 100 名当代名医答疑解惑，解决现实中的医疗、健康困扰。既可以通过《全科医生，你家的朋友》佳作，找到你的家庭医生，切实地感受国家医疗体制改革的努力给大众带来的健康保障；也可以领略《从"削足适履"到"量身定制"——医学 3D 打印技术》《手术治疗糖尿病的疗效如何》等医学前沿信息，感受现代医学科技进步带来的福音。

经典丰满的内容，来源于团结奋进、齐心协力的编写团队。这套丛书涉及上海市医学会所属的 50 余个专科分会，编委达 2 000 余名，参与编写者近 5 000人，堪称上海市医学会史上规模最大的一次集体科普创作。我相信，每一位参与科普丛书的编写者都将为在这场百年盛典中留下手迹，并将这些健康科普知识传播给社会大众而引以为荣。

在此，我谨代表上海市医学会，向所有积极参与学会科普丛书编著的专科分会编委会及学会工作人员，向关注并携手致力于医学科普事业发展的上海科学技术出版社表示衷心的感谢！

源梦百年、聚力同行，传承不朽、再铸辉煌。愿上海市医学会薪火不熄，祝万千家庭健康幸福！

上海市医学会 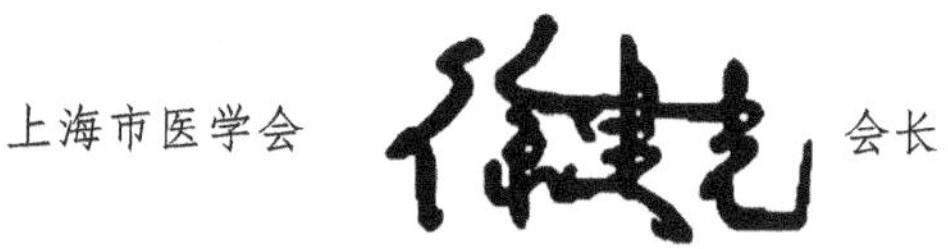 会长

2017 年 5 月

分 序

　　根据 2017 年 2 月中国国家癌症中心发布的中国最新癌症数据报告显示，全国每天约 1 万人确诊癌症，即平均每分钟约 7 人确诊患癌。与此同时，因为人口结构等原因，上海市恶性肿瘤发病率明显高于其他城市，成为上海市居民主要死因之一。这些数据令人不寒而栗。但近年来，根据我的临床观察，发现原本"谈癌色变"的患者，面对癌症开始学会豁达，并不会像以前那样惶恐无措了。想必其中的部分缘由，要归功于全社会对肿瘤防治知识的宣传。

　　本书主要针对当前肿瘤放射治疗技术的内涵与应用进行了科普介绍。作为肿瘤治疗三大方法之一的放射治疗，简单来说，就是一种利用高能量射线杀伤肿瘤细胞的治疗手段。有研究统计，70％～80％的癌症患者在治疗过程中需要用放射治疗，相当数量的癌症可以用放疗根治。特别是近年来，随着质子重离子等放疗新技术，以及精准放疗等新理念逐渐发展完善，肿瘤放射治疗疗效显著提升，成为肿瘤治疗方法中不可或缺的重要手段。

　　然而，即便肿瘤的诊疗技术日新月异，方法多样，但不可否认，目前的医疗手段仍无法治愈部分癌症。肿瘤根治的道路依然漫长，部分无法根治的癌症倡导"带瘤生存"的理念，还要学会如何与癌症"相处"。肿瘤的治疗是一个长期的过程，在专业医生的科学指导以外，更需要患者的全程参与、积极配合，但往往由于专业知识受限，或信息获取渠道较少、乱投医等，导致患者对诊疗方法、诊疗环节所知甚少，容易产生医患沟通不畅等现象，影响肿瘤的顺利治疗。唯有进一步认识癌症、了解癌症，才能科学地面对癌症。

　　作为一名放疗科医生，很高兴看到本书的问世。这本书在一系列经典文章的基础上，通过问答形式，将复杂的放射治疗技术和 20 多种常见肿瘤的放射诊治知识展现在大众面前。内容清晰、通俗易懂，不仅可以作为科普书籍，供民众学习了解肿瘤的防与治,还可用于指导肿瘤患者科学就医,更好地参与肿瘤的全程诊疗。

最后,愿更多患者接触到《肿瘤克星:精准放疗》,愿有更多类似的科普读物贡献给读者。

是为序。

复旦大学附属肿瘤医院院长

上海市质子重离子医院(复旦大学附属肿瘤医院质子重离子中心)院长

上海市医学会肿瘤放射治疗专科分会前任主任委员

郭小毛

2017 年 9 月

前　言

　　恶性肿瘤已经成为危害人类生命的头号杀手,主要治疗手段包括外科手术、放射治疗、化疗、靶向治疗、免疫治疗、加热治疗等。其中放射治疗是恶性肿瘤的主要治疗方法之一,超过 70％的患者在肿瘤的治疗过程中需要接受放射治疗。

　　据世界卫生组织(WHO)的一项研究统计,很多恶性肿瘤是可以治愈的,其中手术治愈率是 25％,放射治疗治愈率是 23％,化学药物治愈率是 7％。随着放射治疗设备以及治疗技术的发展进步、体位固定技术的进步、肿瘤实时跟踪技术的进步、肿瘤综合治疗的进步,放射治疗在恶性肿瘤治疗过程中的作用更加明显。

　　但与外科治疗比较,放射治疗的普及率太低,绝大多数的肿瘤患者和家属,甚至非肿瘤专科医生,对放射治疗缺乏了解。因此,有必要加大对放射治疗相关知识的科普与宣传。

　　上海最早开展肿瘤放射治疗的单位是中比镭锭医院,即现在的复旦大学附属肿瘤医院。目前全市共有 31 家单位开展放射治疗;从业人员 808 名,其中医生 334 名,物理师 149 名,技术员 325 名;拥有直线加速器 50 台及质子重离子治疗机(含 Tomo2 台,射波刀 2 台)、CT 模拟机 24 台、常规模拟机 11 台、TPS 69 套。专业的医务人员及先进的放射治疗技术,为广大的肿瘤患者带来福音。

　　本书由上海市从事肿瘤放疗的老、中、青三代专家共同撰写,面向普通社会民众及肿瘤患者和家属,以通俗易懂的语言,介绍放射治疗的基本原理、放射治疗的方法、放射治疗的过程、哪些肿瘤需要放射治疗、放射治疗与其他治疗的联合、放射治疗的不良反应及处理、放射治疗的注意事项,等等。并对多数常见肿瘤如鼻咽癌、喉癌、肺癌、食管癌、乳腺癌、胃肠道肿瘤、淋巴瘤等的放射治疗做了详细的介绍。

希望通过本书，能够使患者对肿瘤放疗有进一步的了解，树立战胜疾病的信心。

复旦大学附属肿瘤医院主任医师、教授

上海市医学会肿瘤放射治疗专科分会主任委员

中国抗癌协会鼻咽癌专业委员会主任委员

胡超苏

2017 年 9 月

目 录

CHAPTER ONE
读经典 1

CHAPTER TWO
问名医

2

放|射|治|疗|基|础| …………………………………………………………… 075

放|射|治|疗|流|程|与|疗|程| …………………………………………… 082

常 | 见 | 恶 | 性 | 肿 | 瘤 …………………………… 103

CHAPTER THREE
微辞典

3

CHAPTER ONE

读经典

一、吞咽不畅莫大意

我国是食管癌高发国家，每年新发病例占世界年新发病例总数的一半以上。每年约有 19 万人死于食管癌，居恶性肿瘤死亡的第四位。食管癌的发病有明显的地域和人群分布，高发区和低发区食管癌发病率相差几十倍至上百倍。我国主要分布于太行山区的河南、河北和山西省，大别山区的鄂皖交界地区、四川盆地，江苏省的苏北地区，闽粤交界地区和新疆部分地区。

食管癌的特征

食管癌的发生是多因素联合作用的结果。如食物中缺乏必要的多种氨基酸和脂肪酸，缺乏多种维生素，特别是维生素 A 和核黄素；由于水土严重流失引起居民饮水和食物中缺乏铁、硒、钼、锌等多种微量元素等；亚硝胺类化合物是诱发食管癌的强致癌物质，而真菌，特别是黄曲霉素污染与食管癌发生有密切关系；此外，长期大量吸烟、饮酒，进食太快，爱吃太烫、太粗糙的食物与食管癌的发生也有一定的关系。

食管癌具有很强的局部侵犯能力，既可上下蔓延，又可穿透食管壁浸润周围组织和结构。食管癌发生早期，一般表现为吞咽时轻度梗阻感或吞咽时食管内疼痛，胸骨后隐痛，闷胀不适，吞咽时食管内异物感。随着疾病的发展，出现越来越加重的吞咽困难、呕吐、持续性胸骨后疼痛和消瘦。晚期患者出现进食困难，甚至完全梗阻、滴水不进，锁骨上淋巴结肿大、声音嘶哑、食管穿孔、呕血、恶液质，以及转移和并发症引起的诸多症状。

诊断和治疗

最常用和简便易行的检查方法是食管吞钡摄片，此法可以观察食管早期黏膜病变、病灶部位、长度、梗阻程度、溃疡大小和深度、有无穿孔等。胸部 CT（计算机 X 线断层扫描）和 MRI（磁共振）有利于观察肿瘤侵犯范围和胸腹腔内淋巴结转移。食管拉网细胞学或食管镜检查是确诊食管癌的必要方法。食管腔内超声是近年开展起来的一种较为实用的检查方法。该方法能比 CT 和 MRI 更准确地判断肿瘤侵犯的深度、淋巴结的转移情况。有资料显示，其中侵犯深度的判断准确率为 85%，区域淋巴结转移诊断准确率为 79%。这有利于医生对肿瘤进行准确的分期和判断能否手术切除。

手术治疗和放射治疗是治疗食管癌的两大主要方法，手术、放射治疗和化疗等多学科的综合治疗是目前研究较多的领域。

手术方法主要包括：经食管裂孔食管剥脱术、二野淋巴结清扫术、三野淋巴结清扫术。另外还有其他运用相对较少的早期食管癌（食管原位癌）的内镜黏膜切除术、胸腔镜和电视胸腔镜手术等。

新放疗法提高生存率

尽管食管癌的手术治疗已经过 100 多年的发展，手术并发症和手术死亡率也有所下降，但手术疗效的提高并不明显。越是早期病例疗效越好，晚期病例疗效越差。但总体而言，手术 5 年生存率在 20%～30%。对晚期不能手术的患者和部分早期的患者，放射治疗一直是主要的治疗方法。放射治疗的方案传统上一直沿用常规分割方案，疗效很差，5 年生存率只有 10% 左右。近 10 年来，复旦大学肿瘤医院开展的后程加速超分割方案的研究证明，该方法治疗局部晚期食管癌的 5 年生存率提高到了 30% 左右。在美国和欧洲等国家，近 20 年来，进行了大量放射治疗同时加化疗的临床试验。尽管大部分病例是不能手术治疗的中晚期病例，但 5 年生存率达到 25%。现在该方案已经成为美国和欧洲等国家的食管鳞癌的非手术治疗标准方案。该方案为：放疗为常规分割，剂量为 50 戈；在放射治疗开始即接受 5-FU 和 DDP（5-氟尿嘧啶和顺铂）的化疗，放疗期间每 4 周为 1 个周期，放疗后每 3 周为 1 个周期，共 4 个周期。该方案的主要问题是，严重急性不良反应重，高达 64%。该方法与手术治疗相比，优点是保留了食管，但后期损伤未见明显提高。

食管腔内加热治疗也是治疗食管癌时较常用的一个方法，常在放射治疗时辅助应用。加热方法主要采用食管腔内射频或微波两种方法。放疗/放化疗期间，每周加热 1～2 次，每次 30～45 分钟，温度达到 43℃。该方法目前最主要的问题是，无损测温和热剂量学尚未得到解决。该方法可能有利于提高放疗的局控率和/或生存率，目前尚无明确结论，但急性反应高于单纯放疗。

以上提到的放射治疗是外照射。此外，近距离腔内放疗也是放疗的一种。该方法在食管癌的治疗中也常常应用。特点是放射源的表面剂量很高，随着距离增加剂量急剧下降。主要应用于早期病例和部分复发病例外照射后的补充放疗以及姑息性治疗病例，一般不单独应用。

食管内放置支架是暂时解决进食梗阻，改善患者口腔进食以及由此引起的营养问题的方法之一。但较多患者在放置支架后产生持续的胸骨后疼痛（尤其是病灶位于上段者）、支架滑脱、发热、肺部感染，部分患者导致生命危险。因此，在放置支架时需严格掌握适应证，同时也应注意在放置支架后对肿瘤的控制和对并发症的处理。

总之，早期食管癌无论手术或放疗，半数以上患者均可望治愈。但目前我国食管癌确诊时大多是中晚期，这些病例无论手术、放疗和多学科综合治疗，疗效均不令人满意。所以，加强食管癌防治科普宣传，努力提高早诊早治率是值得我们重视的问题。

（何少琴）

○ 摘编自《抗癌》2003 年 3 月

—— 专家简介 ——

何少琴

何少琴，复旦大学附属肿瘤医院荣誉教授，曾担任放射治疗科主任和放射肿瘤学教研室主任多年，香港医管局科研基金审核委员会成员。擅长结合基础理论和国内外先进思想，提高放射治疗质量和疗效。

二、了解鼻咽癌

　　有数据显示,近年来鼻咽癌的发病率在欧美国家明显呈下降趋势。鼻咽癌也许算不上"热门肿瘤",但在我国的发病率却迟迟没有下降。我国南部和东南亚地区都属于鼻咽癌的高发地区,发病率较稳定。

　　鼻咽癌在长江以北的发病率很低,但是长江以南就明显增高,尤其是广东、江西、福建、湖南等我国南部省市,比北方要高出很多,这可能与当地人比较喜欢吃咸鱼、海鲜制品一类的食物有关。鼻咽癌的发病带有一定地理倾向的同时,也有一定的聚集现象,常常在一个大家族中聚集出现,有一定的家族遗传性。鼻咽癌的高发年龄是在 30 岁之后,如家中有直系亲属患有鼻咽癌,那最好从 30 岁开始就定期到医院做体检。可以两年做一次,如有病变可早期发现,及时治疗。鼻咽癌发病率男性高于女性,比例为 2∶1～3∶1,所以有家族病史的男性朋友尤其要提高警惕,每两年做一次鼻咽镜检查。

　　鼻咽癌的早期症状不典型,约有 70% 的鼻咽癌患者在发现病症时已是 3～4 期,只有少数患者能在发病初期就发现并作出诊断。因此,患者发现异常症状要及时到医院就诊,比如有鼻咽回缩血涕(即涕中带血并从嘴里流出来),一侧耳闭塞,上颈部淋巴结肿大等,都有可能是鼻咽癌发病初期的症状。鼻子出血在很多人看来是小事,但如果鼻涕中反复出现血性分泌物、鼻涕呈淡粉色,或是痰中带血丝时,可就是"大事"了。因为这种在医学上被称为"回吸涕带血"的情况,很可能是鼻咽癌的早期信号。

　　鼻咽癌在头颈部的恶性肿瘤中,发病率占首位,并且早期很容易误诊。因为,鼻咽位置隐蔽,早期缺乏特异症状,而鼻咽内丰富的淋巴管又为癌细胞转移提供了便利条件。但并不是说有"回吸涕带血"就是鼻咽癌,区别是不是癌变的"回吸涕带血"其实很简单:因鼻腔或鼻咽部干燥引起的出血,往往出血时间不长;而鼻咽癌的出血是反复持续的,还有加重的表现,同时伴有耳鸣、听力减退、耳堵等症状。此时,只要到医院做个鼻咽镜检查,就可一目了然地做出判断。

　　此外,脖子如出现迅速增大的硬块,也可能提示鼻咽癌。因为,鼻子内部结构复杂,而鼻子内的淋巴管就像一条条通往外界的小路,使癌细胞在脖子靠近耳垂后面的地方蔓延,形成颈部淋巴结肿大。如短期内硬块长到鹌鹑蛋大小,最好及时上医院检查。鼻咽癌还有种被忽视的症状是偏头痛。如果出现上述症状的同时伴有头痛，可能癌细胞已转移到颅内，早期的头痛一般为间歇性，晚期则出现持续性剧烈头痛。此时，患者不能只到神经内科去"头痛医头"，最好做颅底摄片或 CT 扫描。

特别提醒

尽管医学界还没有研究证明持久不愈的鼻炎会导致鼻咽癌，但并不是说，鼻炎与鼻咽癌毫无关系。引起鼻咽癌的原因之一的 EB 病毒（一种疱疹病毒）同样能导致上呼吸道感染，进而出现鼻炎症状。因此，鼻炎患者最好到医院进行 EB 病毒血清检查，以便早期发现癌症。

（张有望）

○ 摘编自《抗癌》2008 年 3 月

—— 专家简介 ——

张有望

张有望，主任医师，教授，博士生导师，复旦大学附属肿瘤医院荣誉教授。擅长颈部转移癌原发肿瘤的寻找，以及喉癌、鼻咽癌、口咽癌等头颈部肿瘤和中枢神经系统肿瘤的早期诊断和放化疗综合治疗、舌癌放疗后的功能保护。

三、质子重离子放疗——一把"利刀"刺向肿瘤

目前在肿瘤治疗领域，外科治疗、放射治疗和内科治疗仍然被视为三大常规治疗手段。放疗的主要技术是直线加速器的光子放疗，即所谓的光子放疗，是用高能 X 线或 γ 射线来治疗肿瘤。近 20 年来发展了一种新的放疗技术，称为粒子放疗。临床前期的粒子放疗的放射物理学研究，肿瘤细胞、实验动物的实验研究和临床实验都证明了：粒子放疗的疗效优于光子放疗，放疗的毒性和不良反应明显少于光子放疗。

粒子放疗的历史

用粒子放射线治疗肿瘤开始于 1954 年美国 Lawrence Berkeley 实验室。经过半个多世纪的不懈努力，特别在近 20 年，粒子放疗在放疗设备、技术和临床研究中均取得了显著的进步。目前在肿瘤放疗界，普遍认为肿瘤的粒子放疗（质子和重离子）是当前最先进的放疗技术，优于光子放疗技术。然而在世界上粒子放疗还没有被广泛使用，仅在少数医院使用，其主要的原因是粒子放疗设备的投入和运营经费巨大。到 2013 年底，全球仅有 30 多家单位使用粒子放疗治疗恶性肿瘤，主要分布于日本、美国和欧洲国家。统计到 2013 年底，用质子治疗肿瘤患者达 10 万，用碳离子治疗患者 2 万。

什么是粒子放疗

粒子放疗是放疗的一种。用于放疗的放射线包括质子和重离子。质子是原子核的基本组织部分，带正电荷。质子来自于氢原子，移去其外周的一个电子即成为质子（H^+）。重离子有多种带电的离子，包括碳、氧及氮等。放射物理学和生物学的研究表明，比较适合人类肿瘤放疗的是碳离子，碳离子可以来自于二氧化碳，去掉氧后成为带正电荷的碳原子。把质子或碳离子注入同步加速器，加速到接近光速时再引出来治疗患者。

粒子放疗的优点

粒子放疗有两大优点，包括放射物理学和生物学方面。

（1）放射物理学优点：光子放射线的物理学剂量在进入人体后物理剂量随着进入人体的深度而逐渐降低。如果在皮肤下 10 厘米处有一个肿瘤，则肿瘤浅部的正常组织和器官受到的剂量要大于肿瘤，然后放射线穿过肿瘤后，对肿瘤深部的正常组织和器官也给予了一定的放射剂量。而质子和重离子放射线的物理学剂量分布和光子完全不同。粒子射线的物理特征是具有布拉格（Bragg）峰，即粒子射线在进入体内后剂量释放不多，而在到达它的射程终末时，剂量全部释放完毕，因此在其深部的剂量近于零。这种物理剂量分布的特点，非常有利于肿瘤治疗。能够给予肿瘤比较高的放射剂量，而对肿瘤周围的正常组织和器官的剂量明显少于光子放疗。

（2）放射生物学优点：质子重离子放疗比传统的光子放疗有更大的肿瘤杀灭效应。质子放疗杀灭肿瘤的效果是光子的 1.2 倍。重离子放射线有更强烈的放射生物学效应，因为它对细胞 DNA（脱氧核糖核酸）的杀伤是双链断裂，所以具有比质子更强的肿瘤杀灭效应，特别是对光子和质子放射抵抗的肿瘤，如 G0、S 期（静止期、合成期）的肿瘤细胞，乏氧肿瘤细胞和固有的放射抵抗肿瘤（如黑色素瘤），碳离子杀灭肿瘤的能力是光子的 3 倍。由于重离子更强大的放射生物学效应，因此是把"双刃剑"，如果重离子照射在正常组织和器官上，也将产生严重的放射损伤。因此必须使用精确的放疗技术，在照射肿瘤的同时保护好正常组织和器官。

粒子放疗的疗效和适应证

临床治疗的结果表明，质子和碳离子放疗在非小细胞肺癌、前列腺癌、头颈部肿瘤、肝细胞肝癌、颅底和脊柱旁肿瘤及中枢神经系统肿瘤治疗中取得了比较好的疗效，而放疗的急性和后期的不良反应不严重。碳离子放疗对于抗拒光子放疗的软组织肉瘤、恶性黑色素瘤和体积比较大的且含有大量乏氧肿瘤细胞的肿瘤而言，疗效明显提高。

质子和重离子放疗适合：肿瘤局限在原位，或有区域淋巴结转移，但是没有发生远处转移的患者，包括：①不适合手术的Ⅰ-Ⅲ期肺癌；②颅底肿瘤：如脊索瘤、软骨肉癌；③消化道肿瘤如原发性肝癌、胰腺癌；④中枢神经系统肿瘤：如星形胶质细胞瘤、孤立的脑转移灶、垂体瘤、脑动静脉畸形、脑膜瘤、听神经瘤；⑤头颈部肿瘤：如鼻咽癌、局部晚期的头颈部癌；⑥腹盆腔肿瘤：如前列腺癌、腹膜后软组织肉瘤。

质子重离子放疗禁忌证：①全身性的恶性疾病，如白血病、多发性骨髓瘤等；胃癌和肠癌等空腔脏器的癌症；②一般情况不好的患者，如患者在白天有一半或一半以上的时间卧床、生活需要他人照料；③已经发生了广泛的远处器官的肿瘤转移；④同一肿瘤部位已接受过 2 次及以上放射治疗的患者；⑤无法较长时间(30 分钟)保持俯卧或仰卧体位的患者。

质子重离子放疗是肿瘤放疗的一种新技术，该技术治疗肿瘤的疗效优于传统的光子放疗，治疗相关的不良反应也有所减少，特别是为肿瘤晚期外科无法切除，或因伴发心肺功能不良不能耐受麻醉而无法接受手术治疗等患者提供了一种治疗的新选择。

质子重离子放疗是一种局部肿瘤治疗的技术，除了少数很早期的肿瘤以外，其他肿瘤都需要联合其他肿瘤治疗方法，如化疗、靶向治疗、内分泌治疗和免疫治疗等。

（蒋国梁）

○ 摘编自《抗癌》2015 年 2 月

—— 专家简介 ——

蒋国梁

蒋国梁，复旦大学附属肿瘤医院教授，上海市质子重离子医院临床技术委员会主任。长期致力于胰腺、肝、胆肿瘤和胸部肿瘤的放射治疗。近 10 年来，致力于质子和重离子肿瘤放疗研究。

四、早期喉癌放疗不失声

喉癌的常见症状以声嘶、咽痛、咽异物感、呼吸困难、咳嗽、吞咽困难等为主。凡 40 岁以上，声嘶或咽痛、吞咽不适超过 3 周，经发声休息和一般治疗不见好转，尤其是有长期或大量吸烟、饮酒史者，均应引起重视，及时去耳鼻喉科就诊，做纤维喉镜或硬性喉窥镜检查。发现异常应行活组织病理检查，以确诊或排除喉癌。早发现、早诊断、早治疗可以到达很好的疗效。

对于喉癌患者来说，根治手术意味着切除发音器官，许多喉癌患者治疗后保住了生命却失去了发音能力，从此远离社交，与亲人的交流也受到障碍，生活质量大大下降。但是，随着医学技术的发展，喉癌患者有了越来越多的治疗方法可选择。

对早期喉癌患者，目前主要应用激光手术和放疗来进行治疗，国际上已将放射治疗推荐为早期喉癌的首选治疗方法。对大多数早期喉癌患者，可以用单纯放射治疗达到治愈目的，早期喉癌单纯放射治疗 10 年生存率已达到 90％以上。放疗后的发声功能保持良好，多数时间正常或接近正常。治疗后颈部外观正常，患者可以和正常人一样生活和工作。

对中晚期喉癌需采用综合治疗的方法，放射治疗也可以发挥重要作用。放疗、化疗及外科医生团队密切合作，在根治肿瘤的同时，尽可能地保全喉的发音功能，提高患者的生活质量。术前化疗可缩小肿瘤，使癌细胞的活力受到抑制，局限肿瘤的范围，使之边界清楚，有利于彻底行手术切除，并且可以减少或预防因手术而导致的肿瘤扩散或转移。为保留喉部发音结构而行部分喉切除术的患者，如切缘不足或阳性的患者，实施术后放疗对防止肿瘤复发有巨大帮助，从而有助保留发音功能。

总之，现代喉癌的治疗是从根治和尽量保护患者的发音功能出发，根据肿瘤的部位、临床分期、病变范围、病理类型以及患者的年龄、体质条件等情况，制定合适的治疗方案。由于 CT、磁共振和纤维喉镜或内视镜在临床上的使用，对于喉癌的范围判断及分期更加准确，对于选择治疗方法很有帮助，同时对于放疗靶区的确定准确性也大大提高。加之数字化定位技术、三维系统和数字化加速器的使用，这些技术都大大提高了放疗精确度以及放疗剂量分布的均匀性，使得喉癌治愈率有了新的提高。

　　喉癌的早期症状常为声音嘶哑、咽喉不适、呼吸欠畅、咳嗽、吞咽困难等，喉镜（包括间接喉镜和直接喉镜）检查可及早明确诊断。

（王胜资）

—— 专家简介 ——

王胜资

　　王胜资，复旦大学附属眼耳鼻喉科医院放疗科主任，主任医师、教授，博士研究生导师。中华医学会肿瘤放射治疗专业委员会委员；中国抗癌协会肿瘤放射治疗专业委员会委员；中国抗癌协会鼻咽癌专业委员会委员；上海市医学会肿瘤放射治疗专科分会副主任委员。

五、放疗——治疗肿瘤的"三剑客"之一

  传统的肿瘤治疗手段包括了手术、化疗、放疗，被称为肿瘤治疗领域的"三剑客"。放射治疗作为其中之一，为人类治疗疾病的历史已经超过一百年，大约70％的肿瘤患者在整个肿瘤治疗过程中需要接受放射治疗。2008 年有研究结果显示很多恶性肿瘤可以治愈，其中手术治愈是 25％，放射治疗治愈是 23％，化学药物治愈是 7％。放疗对于提高肿瘤治愈率的贡献不可小觑。

  为什么放疗、化疗和手术被我们称为治疗肿瘤的"三剑客"呢？因为在肿瘤治疗过程中，这三种治疗手段各自扮演着重要且不可替代的角色。手术和放疗是肿瘤局部治疗手段，而化疗属于全身治疗手段。对于多数肿瘤患者来说，需要在病程的不同阶段接受这三种治疗。目前对于肿瘤的治疗，我们提倡多学科参与的综合治疗。放疗是通过高能量的放射线，破坏肿瘤细胞的遗传物质 DNA，使其失去再生能力从而杀伤肿瘤细胞，它对快速增殖的癌细胞杀伤力大，而人体正常组织受照射后损伤较轻并可以自行修复。因此，同样作为局部治疗手段，放疗又被称为"看不见的手术刀"。但与手术切除不同，放疗的疗效及应用很大程度上受到肿瘤本身的放射敏感性的影响。

  目前放射治疗在临床上的运用包括：根治性放疗、辅助性放疗和姑息性放疗。根治性放疗是通过放疗使肿瘤完全消除达到根治的目的。对于某些肿瘤，如早期声带癌、食管癌、肺癌、宫颈癌、前列腺癌和肛管癌等，放疗可以达到和手术治疗相当的疗效，且创伤较小、相应功能保护较好，尤其对于一些高龄、有较多合并症无法耐受手术的患者，放疗可以作为局部治疗的首选。另外，还有一些肿瘤，如鼻咽癌等头颈部肿瘤，因肿瘤所处的解剖位置，周围有重要器官，无法行手术，放疗则作为首选治疗。

  辅助性放疗是一种和手术结合，提高手术疗效的治疗手段。最为常见有术后放疗，对于晚期的乳腺癌、肺癌、食管癌、直肠癌等肿瘤，我们通常对术后常见的复发区域进行预防性照射，以达到减少术后复发的目的。除了治疗效果的改善，辅助放疗还可以提高患者的生活质量，如一些早期的乳腺癌患者，接受保乳手术而非全乳腺切除，在术后加上局部的放射治疗，不但可以获得和全乳切除相同的治疗效果，而且外形也得以保护。辅助性放疗还包括术前放疗，如一些直肠

癌的患者，因肿瘤离肛门比较近，直接手术只能切除肛门并移位，影响生活质量，如果在手术前接受放射治疗，不但可以使肿块缩小，提高手术切除的成功率，还可以保留肛门的功能，使生活质量大大提高。

姑息性放疗是指对于晚期肿瘤，以缓解症状为目的放疗，在止痛、止血、缓解压迫、解除梗阻等方面有确定的疗效。例如骨转移患者通常伴有明显的骨痛症状，严重影响生活质量，放射治疗对骨痛症状的缓解率可以达到80％，并可以延缓脊髓压迫、病理性骨折等严重不良事件的发生，且副反应轻，即使一般情况较差的晚期肿瘤患者通常也可以耐受，能明显改善患者的生活质量。另外一些晚期肿瘤的患者，虽然没有明显的局部症状，但在全身治疗使肿瘤控制的前提下，对局部残留病灶加做放疗，虽无法达到根治，但也可以延缓出现局部肿瘤进展，延缓相应症状，提高生活质量，延长生存时间。

放射治疗虽然已经走过了一百多年的历程，在肿瘤治疗中发挥着不可替代的作用，但大多数人仍对此比较陌生，不仅是患者，甚至是很多医师对放疗的重要性也没有足够的认识。有资料显示，发展中国家，仅有约20％的患者接受了放疗，放疗的应用，很大程度上是受到了技术及设备条件的制约。但随着人们观念的不断进步，各方面条件的不断成熟，相信放射治疗一定能够帮助越来越多的肿瘤患者恢复健康！

（叶　明）

—— 专家简介 ——

叶　明

叶明，主任医师，硕士生导师，上海交通大学医学院附属仁济医院放疗科副主任，上海市核学会放射肿瘤分会委员，上海交通大学胰腺癌诊治中心副主任，《中华放射肿瘤》《肿瘤》及《肿瘤预防与治疗》杂志编委。

六、多因素综合致癌，警惕患癌信号

癌症会遗传吗？为什么有时一个家族中会有多人患癌？癌症是神不知鬼不觉地发生的吗？有没有征兆？积极消除人们对癌症的一些成见、误解，可逐步实现对癌症的早发现、早诊断、早治疗。

正确认识癌症的遗传因素

癌症通常体现在细胞的变异和过度增殖，研究表明，癌症的发生是由于细胞内的特定基因发生改变，进而表现为细胞的异常生长和在人体内多部位转移两大特征。

一套高速运行的大型计算机程序，其中的一个或几个编码意外发生了改变，结果就导致这一组编码不能正常运行，严重时整个程序都会出现运行故障。人体细胞就如同计算机程序的编码，每一个细胞都有可能发生改变，而这些改变有可能导致致癌基因产生，因而也都有可能成为癌症的起源。也就是说，癌症其实是一种"基因病"。

癌症是多种因素综合作用的结果

极少数遗传性的癌症基因能够代代相传，导致这类癌症有较强的家族聚集现象。据临床统计，10%～15%的大肠癌发病是由家族遗传所致，亲属中有大肠癌患者的人，罹患大肠癌的风险是普通人的3～4倍，如果多名近亲患大肠癌，那么就可以归为大肠癌高危人群；有5%～10%的乳腺癌是可遗传的，这就意味着此类乳腺癌患者的家族成员有较高的患乳腺癌风险。一些癌前病变也可能通过遗传的方式传递给下一代，进而提升患癌风险。腺瘤性息肉极易转化为癌，像家族性腺瘤性息肉病就很容易通过遗传导致后代有腺瘤性息肉病，间接提高了患癌的风险。具有此癌前病变基因的人，患结直肠癌概率相对较高。此外，遗传性的代谢障碍也会增加个人的患癌风险。有些代谢障碍导致人体更容易因致癌物刺激而发生癌变。如白化病患者缺乏保护机体免受紫外线损伤的黑色素，因此发生皮肤癌的风险将会增加。

特别提醒

其实，癌症是多种因素综合影响的结果，携带癌症基因或癌前病变基因只是提高患癌风险的原因之一，致癌物才是诱发正常细胞癌变的真正导火索。

我们周围有很多的致癌因素，像不良的生活习惯、环境污染等往往会导致人体细胞发生基因突变，积累的变异导致了癌症的发生。例如，烟草中含有数十种致癌物质，是公认的"致癌杀手"，吸烟与肺癌、胰腺癌等肿瘤的发生有着显著的关系；长期进食红肉，比如牛肉、猪肉等高胆固醇食物，有一定的致癌作用；食用不新鲜食品，喜食刺激性食物如烈酒、醋、辣椒等与食管癌的发病也有着密切的关系。

尽早发现患癌信号，及时规范治疗

尽管遗传并不是罹患癌症的主因，但是面对癌症的高死亡率和生活质量较差的现状，不少人谈及癌症依然是不寒而栗。其实，大量的科学研究表明，癌症是可以预防的。保持健康的生活方式是必要的，合理进食、均衡营养、规律作息是预防癌症的第一关；此外，还应当避开环境中的致癌因素，及时做好体检，发现癌变征兆，"防癌于未然"。

目前，随着科学技术的发展，肿瘤早发现的手段也在不断进步。对于癌症高危群体（45 岁以上的成年人、家族成员癌症高发等），定期的肿瘤方面的体检尤为必要。低剂量螺旋 CT 是发现肺癌的一把"利器"，可以检测到直径小于 1 厘米的肿块，早期肺癌检出率高达 80％，筛查出来的患者中 80％～90％可以通过微创手术切除治愈，大多数无须进一步放疗和化疗；定期的肠镜检查有利于早发现腺瘤，及时诊断可以有效防止大肠癌的发生；巴氏涂片检查十分容易检测子宫颈细胞的微小变化，已经成为一种常规的检查宫颈癌、宫颈癌癌前病变的妇科体检项目；钼靶、B 超能有效发现乳腺内部小肿块，对发现早期乳腺癌有重要意义。

即便是诊断为癌症也不必惊慌。随着肿瘤治疗规范化、个体化理念的推广和深入实施，再加上治疗新技术新药物的层出不穷，许多癌症都得到了良好治疗。例如，一些新的靶向药物会精确阻断肿瘤细胞的信号传递，在保证其他细胞正常的同时遏制肿瘤细胞的生长。在临床上，"量体裁衣"的个体化治疗方案已经逐渐成为共识，由外科、放疗、化疗、影像诊断、病理、内镜、麻醉、护理等多学科专家组成的综合诊疗团队专家，会根据患者的具体情况制定出个体化诊疗方案，能为肿瘤患者带来更多生存的希望。

（郭小毛）

○ 摘编自《抗癌》2014 年 1 月

—— 专家简介 ——

郭小毛

郭小毛，复旦大学附属肿瘤医院院长、上海市质子重离子医院（复旦大学附属肿瘤医院质子重离子中心）院长。复旦大学放射治疗中心教授，主任医师，博士生导师，上海市优秀学科带头人。主要从事乳腺肿瘤和腹部肿瘤的放射治疗，尤其在乳腺癌、前列腺癌、恶性淋巴瘤等肿瘤疾病的放射治疗及综合治疗方面有较深的研究。

七、胃肠道肿瘤的新辅助放疗

胃肠道肿瘤是我国目前较为高发的肿瘤疾病,针对胃肠道肿瘤的治疗也让医生们"痛下苦功",多学科的综合治疗已成为肿瘤疾病治疗的"大势所趋"。作为多学科治疗手段之一——放疗,同时也作为一门独立学科,经历了100多年的发展,在肿瘤治疗的大舞台上扮演着越来越重要的角色。据统计,约有70%的肿瘤患者都需接受放射治疗。

对于胃肠道肿瘤而言,手术切除仍然是"根治"肿瘤最主要的手段,可放疗等辅助治疗的作用也不容小觑,它可以使一部分患者的肿瘤缩小,达到手术的要求;还可以用于患者术后,减少复发的概率;而对于已无法手术的晚期患者,它也能在一定程度上起到延长生存期的作用。

何为新辅助放疗

传统意义上的辅助放疗一般放在术后,在手术切除后进行放射治疗,可增加局部治疗作用,减少复发和远处转移的概率。但如今,我们认为新辅助放疗更能体现优势。所谓"新辅助放疗",就是调整顺序,将放疗放到手术之前。大部分患者在确诊时已属进展期或晚期,新辅助放疗可以帮助患者将肿瘤"降级",达到可控的手术范围,再进行根治手术。

新辅助放疗的优势

(1)新辅助放疗使肿瘤缩小、降期,使部分不满足手术条件的患者获得了根治切除手术的机会。

(2)肿瘤对新辅助放疗更加敏感,因为术前肿瘤乏氧程度低,血供更足。

(3)术前新辅助放疗的不良反应较术后放疗低,患者能够更好地耐受。

如何应对不良反应

无论是传统的放疗,还是新辅助放疗,都会引起一系列的不良反应,包括全身不良反应和局部不良反应。全身不良反应有:乏力、血压降低,白细胞降低等,这些是所有肿瘤放疗都有可能引发的不良反应。局部不良反应有:胃口较差、恶心呕吐、腹泻等。有时候不良反应还会"连累"周边器官，如膀胱会受到放射治疗的影响，产生尿频、尿急、尿痛等不良反应。

这些不良反应都是放射治疗中较为常见的现象，不用惊慌失措，只需对症处理：如白细胞下降，就使用升白细胞药物；如剧烈呕吐或严重腹泻，就使用电解质和补液为患者补充营养。这些不良反应也会随着放疗的结束而结束。因此，患者在放疗期间要尤为注意饮食，最好食用清淡且易消化的食物，杜绝刺激性和可致腹泻的食物。胃癌患者还要注意自己体重的变化，如体重下降明显，就要通过肠内或肠外给予营养，保持患者对治疗的耐受性。无论是新辅助放疗还是术后放疗，都要在治疗前为患者明确分期，了解全面的状况。放疗后也要进行疗效评价。放疗只是所有抗肿瘤治疗的一部分，一般会在放疗结束 2 周后再开始后续治疗。

放疗技术的新进展

如今我们使用的已经是放射治疗的最新技术——调强放疗与图像引导相结合。调强放疗就是在放射治疗过程中使得放射线在体内的剂量分布与肿瘤形状一致，将放射线剂量主要集中在肿瘤区内，显著降低了周围正常组织所受照射的剂量，从而更有效地保护周围正常器官；而图像引导放射治疗则是利用各种先进的影像设备对肿瘤及正常器官进行实时的监控，使照射野紧紧"追随"肿瘤区域，使之能做到真正意义上的精确治疗。

（章　真）

○ 摘编自《抗癌》2014 年 3 月

—— 专家简介 ——

章　真

章真，教授，复旦大学附属肿瘤医院放疗科主任，结直肠癌综合治疗组副首席专家，有着丰富的临床实践和研究经验，现开展多项直肠癌和胃癌的放疗临床研究。主要从事胃肠道肿瘤、恶性淋巴瘤、乳腺癌及其他腹部和盆腔肿瘤的放射治疗和综合治疗。

八、无法手术的胰腺癌患者，以放疗另觅生路

胰腺癌很难早期发现、早期诊断。在就诊时仅有 15％的患者可行手术切除，35％为局部晚期(手术无法切除，但未发生远处转移)，50％已经发生远处转移。胰腺癌治疗的主流方式是手术切除，事实上，确诊时大部分患者无法通过手术治愈或控制肿瘤恶化。在每 100 名胰腺癌患者中，仅有 5～7 个人可以生存到 5 年以上。因此，胰腺癌被称为癌症中的"王中之王"。由于胰腺在人体中的位置非常隐蔽，处于胃的后下方，其右面是肝和胆，胰腺头部被十二指肠包绕，胰腺尾部紧挨着脾脏，这种过于复杂的解剖位置，使得胰腺癌没有良好的手术空间。此外，胰腺周围有许多重要的血管，手术的风险高，而且胰腺癌在早期往往已经侵犯周围的血管和重要器官，这使得手术很难切除全部肿块。自从 1935 年开创胰十二指肠切除术治疗胰腺癌以来，全世界的外科医生不断改变手术方式，但是却没有使更多的胰腺癌患者生存下来。

由于绝大多数患者在就诊时已经失去了手术的机会，且胰腺癌手术治疗效果也不尽如人意，放疗在胰腺癌治疗中的价值开始日益凸显。放疗作为一把"无形的刀"，可以到达外科医生的手术刀无法到达的区域，不受手术操作空间不足的限制。在精确确定肿瘤位置的前提下，放射线可以穿透肝、胃、肠等器官直达胰腺癌肿块，在大剂量放射线的打击下，可以摧毁胰腺癌肿块。我国学者针对不可手术切除的无远处转移的胰腺癌患者，采用立体定向聚焦放射治疗技术，放疗后 1 年、2 年、3 年、4 年、5 年的生存率分别为 47％、20％、12％、9％及 9％；对于分期较早的胰腺癌患者而言，立体定向放疗技术可让患者获得与手术切除相似的生存时间。此外，与手术相比，放疗治疗胰腺癌有着"隔空取物"的先天优势，无创伤、不出血，显著改善了患者的生活质量。

随着科技的进步，放疗已经从过去的"深部 X 线""二维放疗""三维适形放疗"，发展到"调强放疗""图像引导放疗"，再到最新的"立体定向放射治疗"和"质子重离子放疗"。步入了"精准放疗"时代，打击肿瘤更精准，摧毁肿瘤更彻底，同时又最大限度地保护了肿瘤周围的正常组织，已经很少出现严重的不良反应。而且，和手术相比，现代放疗对胰腺癌患者本身的全身条件要求不高，比如心肺

功能差、糖尿病、年纪大的患者很难承受手术带来的创伤，但能够很好地耐受放疗。

传统观念认为，手术是可能根治胰腺癌的唯一治疗手段。但现代放疗已经为无法手术切除的局部晚期胰腺癌患者开辟出了另一条求生的道路，广大医生与患者的观念也应与时俱进，充分认识到放疗在延长胰腺癌患者生存时间、改善患者生活质量中发挥着不可替代的作用。建议胰腺癌患者在就诊时，不要忘记到放疗科咨询，以免错过了最佳的治疗时机。

（白永瑞）

—— 专家简介 ——

白永瑞

白永瑞，放射肿瘤学博士，主任医师，硕士生导师、上海交通大学医学院附属仁济医院放疗科主任。担任中华医学会第五、六届放疗专业委员会青年委员、现任中国抗癌协会第四届放疗专业委员会委员、上海市医学会肿瘤放射治疗专科分会副主任委员等。专业方向主要是鼻咽癌、胰腺癌放疗及恶性肿瘤立体定向放射治疗。

九、射波刀是"刀"吗

　　射波刀，其实并不是"刀"，或者说，不是像手术刀那样传统意义上的"刀"，它其实是一种精准放疗技术。

　　射波刀是英文 Cyberknife 的音译，早期曾被翻译为"数码刀""电脑刀"以及"赛博刀"。射波刀是一种机器人辅助 X 射线立体定向放疗系统，是新型的全身立体定向放射外科治疗设备。它将直线加速器、计算机技术和肿瘤实时追踪技术完美地结合在一起，在影像引导系统的实时监控下，使用大剂量、低分割（治疗次数很少）、窄束、高能 X 射线精确对准靶体，产生局部的放射生物学效应，达到消融肿瘤或病灶的目的。可对全身多数部位的恶性和部分非恶性肿瘤进行非侵入性治疗，是具有无伤口、无流血、无麻醉、无痛苦、恢复时间短等优势的全身放射手术形式。因其治疗效果优异，在部分病种的治疗可以达到接近或超过传统外科手术的效果，因此被称作"射波刀"。

　　射波刀是由美国斯坦福大学 John R. Adler 教授研发成功的，首台设备于 1994 年安装于美国斯坦福大学医学中心，开始临床应用，于 2001 年获得 FDA（美国食品和药物管理局）认证，获准治疗全身多部位的肿瘤。射波刀从治疗第一例患者开始至今虽然只有短短的 20 余年历史，但由于其卓越的治疗效果及相对轻微的治疗不良反应，使其临床应用在短时间了得到了大力推广，开辟了全新的图像引导放射治疗领域。

　　射波刀是由轻型直线加速器、机器人机械臂、高精度治疗床（其直线精度为 0.1 毫米、角精度为 0.1 度）、治疗计划系统、靶区定位追踪系统、红外线呼吸追踪系统、计算机网络集成与控制系统组成。其核心是交互式机器人技术，能实时追踪患者体位、肿瘤位置和患者呼吸运动的反馈，并能在治疗过程中针对患者靶区（治疗的目标如肿瘤等）的微小移动进行实时修正，是真正实现实时动态图像引导放射治疗的设备。在治疗时，射波刀由计算机控制的带有 6 个关节的机器人手臂能将多达 1500 条不同方位及不同直径的 X 线射束准确地照射到全身各处病灶上，产生如"绣花""雕刻"式的放射治疗，使高剂量的射线集中于治疗区域，达到狙击枪般"定点清除"病灶的效果，而病灶周围放射线的剂量急剧下降，大大降低了放射不良反应和并发症的发生率。射波刀是一种高效的肿瘤放射治疗方式，一般 1～5 次完成全部疗程。

射波刀治疗由于其"精确定位、精确计划、精确治疗"的特点，其单次治疗时间比普通放疗要长，一般在 30～60 分钟。因治疗不良反应轻微，大部分患者均可在门诊接受治疗而无须住院。射波刀治疗的特点决定了它在容易随呼吸或肠道运动而产生移位的肿瘤，如肺癌、肝癌、胰腺癌以及前列腺癌等疾病的治疗上有明显的优势。它在颅内病灶的治疗优势在于其无创的定位方式，从而使患者治疗的舒适度大为提高。

射波刀为放射外科和立体定向放射治疗提供了一个很好的工具。到目前为止，全球已有近 20 万例患者接受了射波刀治疗，如"股神"巴菲特确诊前列腺癌后采用射波刀治疗效果良好，且治疗无任何不适；"苹果之父"乔布斯查出胰腺恶性肿瘤后采用包括射波刀在内的综合治疗，局部病灶获得了较长期的控制效果。由于治疗效果显著，美国排名前 50 名的顶级医院约有半数临床采用了射波刀技术。射波刀被《福布斯》列为"高科技医疗产品先锋"，被世界经济论坛评为"全球科技先驱"。

作为高端放疗设备之一，射波刀在国内尚未普及。目前仅有 20 余家医院拥有射波刀，但其良好的治疗效果、轻微的治疗不良反应受到了广大患者及专业医务人员的认可。

（张火俊）

—— 专家简介 ——

张火俊

张火俊，海军军医大学附属长海医院放疗科主任、长海医院射波刀中心主任。担任上海市医学会肿瘤放射治疗专科分会副主任委员、上海核学会肿瘤放疗及影像专业委员会副主任委员，全军放射肿瘤治疗学专业委员会常务委员等。主要研究领域为恶性肿瘤（尤其是胰腺癌、肝癌、肺癌、肾癌、前列腺癌、结直肠癌等）的射波刀治疗、调强放疗及放射介入综合治疗。

十、乳房已经切除了，为什么还要做放疗

乳腺癌是女性发病率第一、死亡率第五的恶性肿瘤，严重危害女性健康。以手术、化疗、放疗、内分泌治疗及靶向治疗为主的多学科综合治疗，可以显著改善乳腺癌患者的生存时间及生活质量。既往研究显示，早期乳腺癌保乳术＋放疗可以取得与乳房切除术相似的疗效。因此，接受保乳手术后一般都要配合放疗，但一些接受乳房切除手术的患者也需要接受放疗。

乳房切除术后放射治疗的临床应用已超过半个世纪，在 20 世纪中期开展了一系列前瞻性临床研究，结果显示，术后放疗降低了约 2/3 的局部和区域复发率。因此，具有以下因素之一，需术后放疗：①原发肿瘤直径≥5 厘米，或肿瘤侵及乳腺皮肤、胸壁；②腋窝淋巴结转移；③新辅助治疗前腋窝淋巴结转移，新辅助治疗后未达到病理完全缓解。另外，对于部分腋窝前哨淋巴结阳性而没有做腋窝淋巴结清扫的患者，也可以通过放射治疗达到保驾护航的目的。

同时，我们也观察到放射治疗给患者带来了相应的并发症，特别是早期不成熟的放疗技术导致的晚期放射性损伤，会增加非乳腺癌相关的死亡。乳腺癌术后放疗的并发症分为急性和晚期放射性损伤。急性放射性损伤发生在放疗中和放疗结束后半年内，包括乏力、白细胞减少、放射性皮炎、放射性肺炎等。晚期放射性损伤发生在放疗结束半年后，包括皮肤萎缩、放射性肺纤维化、缺血性心脏病、上肢水肿、臂丛神经损伤、肋骨骨折、放疗诱发的第二恶性肿瘤等。

最常见的急性不良反应是放射性皮炎和白细胞减少。放射性皮炎一般在放疗开始 2～3 周出现，放疗结束后 1～2 周可以加重，然后逐渐恢复。表现为接受治疗范围的皮肤出现干燥、发痒、轻微红斑，随放疗继续，症状会逐渐加重，如色素沉着、干性脱皮、红斑区皮肤疼痛；部分患者发展为皮肤褶皱处出现湿性脱皮。患者应注意保护照射区域皮肤，避免摩擦和理化刺激，充分暴露并保持清洁干燥，必要时医生会根据具体情况指导用药。当出现皮肤色素沉着时不需特殊处理，放疗结束后皮肤颜色会逐渐恢复正常。放疗期间大多数患者出现白细胞减少的程度都比较轻微，减少的过程比较缓慢，对治疗影响较小。但放疗前或放疗期间接受化疗的患者，白细胞可能会减少到一个比较低的水平，这种情况下，医

生会予以药物治疗，必要时暂停放疗，尽快恢复白细胞水平后继续治疗。

急性放射性损伤可以通过及时的对症处理而缓解，患者如有不适应该及时就医。而晚期并发症无有效的治疗措施，一旦出现，很难逆转。此外，放疗并发症的发生以及严重程度也和个体敏感性相关，放疗前很难预测。降低并发症的最好方法是预防，通过对正常组织严格限量，实现对正常组织的保护，减少不良反应的发生。

因此，对于部分乳房切除术后的患者来说，放射治疗仍是不可或缺的治疗手段，但不该忽视放疗本身造成的不良反应，通过优化乳腺癌放射治疗技术，降低相关不良反应的发生，进而提高患者生活质量。

（陈佳艺）

—— 专家简介 ——

陈佳艺

陈佳艺，医学博士、主任医师、博士生导师，目前任上海交通大学医学院附属瑞金医院放射治疗科主任，上海市医学会肿瘤放射治疗专科分会副主任委员，中国抗癌协会乳腺癌专业委员会常务委员，中国医师学会肿瘤放射治疗医师分会会员，《中华放射肿瘤学杂志》等编委。在乳腺癌的放疗和综合治疗方面有较深造诣。

十一、放疗中和结束后都要保护皮肤

皮肤是人体最大的器官，也是身体的第一道天然保护屏障，亦是放疗（外放疗）时射线最先接触的组织。无论哪个身体部位的何种肿瘤，从头颈部胶质瘤、鼻咽癌等，到胸腹部肿瘤，放疗都不可避免对所治疗区域（或照射野范围）内的皮肤产生影响。需要强调的是，放疗属于局部治疗，因此受到影响的皮肤也仅限于治疗照射范围内的部分皮肤，而治疗范围外的大多数皮肤区域并不会受到损伤。

照射野范围内的皮肤反应因肿瘤的位置深浅、照射剂量的大小、所用射线的类型、联合使用化疗药物、患者的身体状况等而有不同。多数患者的皮肤反应非常轻微，甚至无肉眼可见反应；部分患者可表现为皮肤颜色的加深（这种情况与夏天没有做好防晒时的皮肤变化类似），通过观察这些患者皮肤颜色的深浅变化可以判断照射的区域；少数患者则可能出现较为明显的皮肤反应，如皮肤瘙痒、出现水疱、脱皮甚至溃疡等，这类情况多见于浅表性肿瘤的照射，如鼻咽癌、乳腺癌、软组织肿瘤和皮肤本身的肿瘤（基底细胞癌和黑色素瘤）等。

临床上，将放疗时的皮肤反应根据出现的时间分为急性反应（或早期反应）和慢性反应（或晚期反应），以 2 个月为界限。放疗过程中和放疗后 2 个月内出现的皮肤反应称为急性反应，根据严重程度又分为Ⅰ度、Ⅱ度和Ⅲ度，分别对应为干性皮肤反应（干性皮炎）、湿性皮炎和溃疡性皮肤损伤。放疗 2 个月后的皮肤异常改变称之为晚期反应，最常见的晚期皮肤反应为皮肤和皮下组织的萎缩变薄、局部色素沉着。皮肤变薄、变脆，轻微损伤即可造成难以愈合的溃疡，因此，局部皮肤的保护非常重要。放疗患者的皮肤保护涉及两个方面的内容，即放疗过程中的保护和放疗结束后的护理。

放疗过程中皮肤的保护包括以下几点。

预防为主

区分重点人群，即存在发生皮肤反应危险因素的人群，对这些人群予以积极的预防措施。这些危险因素包括：上述所提到的浅表性肿瘤患者，如头颈部肿瘤、乳腺癌等；接受电子线治疗的患者；合并糖尿病、甲状腺功能亢进症、高血压，这些患者对射线的耐受性差，更易发生皮肤的放射损伤；有严重过敏性皮炎、日光性皮炎史的患者。

预防措施：尽可能保持照射野区皮肤的干燥；保持照射野的清洁，局部皮肤可以温水淋浴，但不要使用香皂等刺激性洗浴用品；忌用胶布、酒精、碘酒等刺激性药物；禁用湿敷、热敷、化妆品及有刺激性的药膏；尽量穿着宽松柔软衣服；对于存在上述皮炎反应高风险的患者，可予以皮肤保护剂局部涂抹或敷贴，以减轻急性反应。具体的皮肤保护剂和使用方法，请咨询主治的医生。

如果已经出现皮肤反应，该如何处理

对于Ⅰ度反应，即皮肤干性反应（局部皮肤上出现红斑、潮红、有烧灼和刺痒的感觉），一般无须特殊处理，也不影响治疗进度。不要摩擦、搔抓敏感部位；如果瘙痒或刺痛较重，可选用薄荷淀粉、小儿痱子粉等外敷。

对于Ⅱ度反应，即湿性皮肤反应（局部皮肤充血、水肿、水疱形成，发生糜烂，有渗出）。这些患者需在严密观察下进行治疗，若无发热和脓性分泌物，可外用松花六一散或龙胆紫，也可涂氢地油以及各种烧伤用的软膏，防止感染。若局部皮肤出现脓性分泌物，患者体温升高，则需暂停治疗，积极对症处理，待好转后再继续治疗。

对于Ⅲ度反应，即溃疡性皮肤损伤，应立即中止治疗，积极对症处理，包括静脉用抗生素，也可试用促上皮生长因子类药物以帮助皮肤的修复。是否恢复放疗，需视皮损修复的情况而定。

放疗结束后的皮肤护理

主要以减轻已有的反应和防止出现新发反应为主。具体的措施包括避免放疗区域的皮肤在日光下长时间曝晒；外出时局部做好防晒准备；局部避免使用刺激性药物或洗浴用品等。放疗所引起的皮肤颜色的改变及干性皮肤反应通常可在 6 个月到 1 年时间内基本恢复正常，湿性皮损及皮肤溃疡则需更长时间。

（郑向鹏）

—— 专家简介 ——

郑向鹏

郑向鹏，副主任医师，复旦大学附属华东医院放疗科执行主任。硕士研究生导师，昆山杜克大学兼职教授。研究重点包括肺癌、前列腺癌等的早期诊断、影像引导精确放疗和立体定向放射治疗等。

十二、放疗患者饮食谨记"三高一多"

放疗已是肿瘤治疗中不可缺少的手段之一。据世界卫生组织报道，22%的肿瘤可以通过手术治愈，18%的肿瘤可以通过放疗治愈，5%的肿瘤可以通过化疗治愈；60%～70%的恶性肿瘤患者在其一生中需接受放射治疗，虽然放疗对癌细胞有一定的抑制作用，但是放疗会带来较大的不良反应，增加患者痛苦。因此，为了保证放疗的顺利进行，合理的饮食对于患者来说是很重要的，中国有句古语："民以食为天。"饮食与人的身体健康状况密切相关，适宜的饮食不仅具有营养价值，而且还具有积极的辅助治疗作用。放疗患者全身状况的好坏，可直接影响治疗的效果。因此，在放疗过程中，患者的饮食护理十分重要。放疗患者应进食高蛋白、高维生素、高热量、易消化的食物，以保持良好的身体状况。那么，放疗期间吃什么食物比较好呢？

在谈及放疗患者的饮食之前，必须纠正人们两个错误的观点：一是有些人认为，以"饿死"癌细胞为目的，应严格控制癌症患者的进食量，其实，这是个误区。癌细胞增殖速度非常快，在其急剧增长的过程中大大消耗了人体的营养，导致人体营养不足，抗癌能力下降，这意味着癌细胞将会进一步发展、扩散，侵蚀更多的良性细胞。二是有人以为癌症患者需大吃大补才能更快康复，实则不然。由于癌症在侵蚀人体过程中严重破坏了人体各个器官的功能，使患者的味觉减退、食欲下降、消化功能消退，这时如果一味地给病人进食甲鱼、海参等不易消化的大补食物，不但不能消化吸收，还会加重胃肠消化吸收功能的障碍，进一步加重厌食。因此建议：定时定量、少食多餐，多吃新鲜蔬菜或水果。癌症患者的忌口问题与患者的病情、经受的治疗，本质上是有一定关系的，建议咨询专业医师。

放疗和手术一样，均为局部治疗手段，不良反应除可能造成全身影响外，往往与放疗部位、所照射组织器官有关，因此，饮食上需考虑不同部位放疗的区别：

（1）口干、咽痛、食管炎是头颈部或胸部肿瘤患者放疗时最常见的放射反应，是因放射线损伤了唾液腺及黏膜所引起。改善方法应常漱口，保持口腔湿润，防止口腔感染；每天多饮水或采用高热量的饮料；可食清凉、无刺激性的饮食，避免坚硬、粗糙的食物，避免调味太浓烈的食物；饭菜的温度不宜太热，食物应制成滑润的形状，例如果冻、肉泥，亦可和肉质、肉汤或饮料一起进食，以助吞咽。口干、咽痛、食管炎严重者，可在饭前含服或吞咽少量的利多卡因溶液，然后再进食，疼痛会明显减轻。

（2）食欲不振是由头颈部放疗破坏了味觉细胞所致。通常会降低对甜、酸的敏感度，增加对苦的敏感度。应少量多餐，烹调时可加强甜味及酸味，避免食用苦味重的食物，例如芥菜等，用餐前可做一些轻度的活动，饮少量汤或开胃饮料。

（3）放疗部位如果在腹部，如直肠、膀胱、子宫等，引起肠道过度蠕动可引起腹痛、腹泻。应避免食用易产气、粗糙、多纤维的食物，例如豆类、洋葱、马铃薯、牛奶、碳酸饮料等。刺激性的食品和调味品亦应避免食用。应少量多餐，食物不可太热或太冷。注意水分及电解质的补充，并多选择含钾量高的食物，如蔬菜汤、橘子汁、西红柿汁。有些放疗患者会出现便秘，此时应适当增加活动量。多食新鲜蔬菜、水果及其他富含纤维素的食物，如土豆、红薯、苹果、梨等。每天清晨或临睡前服一杯蜂蜜水，必要时服中药对症处理。

（4）尿频、尿急、尿痛及血尿是放射性膀胱炎症状，常发生在膀胱癌、前列腺癌、子宫颈癌、直肠癌等盆腔肿瘤的放射治疗期间或放射治疗后。这时患者应多饮水，多排尿。另外，加服适量小苏打，使尿液呈碱性。

（5）放疗可引起骨髓抑制，表现为白细胞和血小板下降等。为防止骨髓抑制引起血象下降，要注意加强营养，适当多食鸡、鸭、鱼、肉等，宜采用煮、炖、蒸等方法烹制。还可以选择含铁较多的食品，如动物的肝脏、肾脏、心脏、蛋黄等；蔬菜有菠菜、番茄、芹菜等；水果可给予李子、菠萝、桃、葡萄、红枣、杨梅、橙子、橘子等。

（6）放疗后多伤阴耗津，出现头晕、烦躁、失眠、口苦、渴饮，舌红苔黄或光剥，脉细数等症状。可选服清肺养胃、滋润生津之品，如雪梨、荸荠、西瓜、冬瓜、绿豆、香菇、银耳等甘寒清淡的食物。

总之，患者在放疗期的饮食营养原则是"三高一多"，即高蛋白质、高能量（肥胖者除外）、高维生素，多水分。食物种类没有过多限制，保持平衡膳食，这样才有益于机体放疗后的修复。

（李云海）

— 专家简介 —

李云海

李云海，复旦大学附属肿瘤医院闵行分院放疗科主任，肿瘤学硕士，主任医师。上海市医学会肿瘤放射治疗专科分会委员兼秘书，上海市抗癌协会鼻咽癌专业委员会委员。擅长头颈部的鼻咽癌，胸部的食管癌、乳腺癌，盆腔的前列腺癌、宫颈癌、直肠癌等的放射诊断和综合治疗。

十三、肿瘤放疗患者的心理康复

对放疗患者进行心理康复指导有利于消除其紧张、恐惧、绝望和焦虑等不良心理状态，增强对放疗的信心，进而提高患者的生活质量，延长患者的生存时间。

在疾病确诊以及治疗期间，患者常常会出现下列心理变化：

(1) 恐惧心理：一般患者对癌症的认识具有片面性，认为癌症就是绝症，存在恐惧心理，害怕癌症无法治愈，对放疗的过程和效果了解不足，担忧放射治疗的不良反应以及并发症的发生。

(2) 焦虑心理：担心放射治疗的效果及治疗费用问题，表现为抗拒和抵触情绪。

(3) 抑郁心理：放射治疗的并发症如口腔气味、脱发、皮肤糜烂等，会让患者感到很痛苦、自卑，对生活失望，对治疗失去信心。

(4) 求知心理：患者经历种种心理变化后，逐渐开始面对现实，希望能够生存下去，表现出对肿瘤相关知识的求知心切，到处打听，容易上当。

我们建议对肿瘤放疗患者进行下列心理康复治疗。

(1) 行为疗法：改变不良生活习惯、增加自我防护意识、学会自我观察病情、进行正常的家庭生活。

(2) 放松疗法：采取渐进式的身心放松法，如适当的运动，或者观看轻松、愉悦的文艺演出，减缓患者心理上的压力和紧张的情绪。

(3) 音乐疗法：聆听、欣赏乐观向上的乐曲，引起人体心理及生理状态的改变，产生合适的情绪反应。

(4) 暗示疗法：通过自我暗示树立战胜疾病的信心，来加强患者对疾病斗争的决心和勇气，心情状况及生活态度也会随之变得积极乐观。目前手术、化疗、放疗等方面取得了突飞猛进的进展，许多早期癌症患者可以治愈，中、晚期患者通过合适的治疗也能延长生命、提高生存质量。让患者充满信心，情绪好转有利于疾病的治疗。

(5) 倾诉疗法：让患者在合适的环境多与他人聊天、沟通、交流经验等，在推心置腹、开诚布公的交流中减轻思想负担，释放郁闷，消除顾虑。让患者宣泄不良情绪，耐心倾听并加以引导，使其情绪问题得到缓解，保持良好的心情。

（6）转移注意力疗法：让关心患者的人共同参与，应根据不同的情况帮助、督促、观察、安慰和鼓励患者，忘掉不愉快的事情，分散注意力。做一些力所能及的事，培养相应的有益于身体健康的爱好，如种花、养鸟、书法、美工、听音乐、适量的运动等，将注意力转移到兴趣爱好中，放松身心，活跃身心，逐步改善不良情绪。

最后，加强家庭支持对患者的心理康复也十分重要。家属应与患者不断进行感情交流，主动靠近患者，注意发现患者的情绪变化。家属应与患者进行积极有效的交流，给患者以支持，提高患者的信心。家庭成员相互交换意见，体谅对方，换位思考，促进和改善家庭成员间、夫妻间的协调和稳定。同时减轻患者思想负担，释放郁闷、消除顾虑，让患者多些诙谐氛围，让患者得到满足感，对保持良好心态具有积极的意义。当患者出现消极情绪后，在积极引导无效的情况下，应该及时联系心理医生进行心理指导。

（付　杰）

—— 专家简介 ——

付　杰

付杰，上海交通大学附属第六人民医院肿瘤放疗科副主任医师。擅长鼻咽癌等头颈肿瘤、宫颈癌和骨与软组织肿瘤放疗及其术中放疗。现为上海市医学会肿瘤放射治疗专科分会委员兼秘书，上海市抗癌协会鼻咽癌专业委员会委员，上海市医疗鉴定专家库成员。

十四、分次放疗，平衡疗效与毒性的艺术

放射治疗已经历了 100 多年的历史。放射治疗从一开始就采用分次治疗的模式。放疗的常规照射模式是每天 1 次，每次 1.8～2.2 戈，每周 5 次，总共 25～35 次。这种常规分割模式是经几十年基础与临床研究证实，对大部分肿瘤是相对较好的剂量给予模式。

放疗的终极目标——最大限度地杀灭肿瘤，最大限度地降低正常组织损伤，以提高患者的生存率和生活质量。平衡放疗的疗效与毒性是门艺术，采取分次放疗就是两者相互妥协的结果。分次放疗可以利用再氧合现象提高肿瘤杀灭效果，同时利用修复现象降低正常组织的损伤。

肿瘤细胞的生长必须要有充足的氧气，但是通常情况下肿瘤生长比较快，而血管的生长比较慢，造成相对供氧不足，肿瘤中出现乏氧细胞。肿瘤乏氧细胞对放疗不敏感。分次放疗时，处于血管周边的富氧肿瘤细胞被杀死了，乏氧细胞会因与血管的间距缩小而重新氧合，而成为放疗敏感的肿瘤细胞。因此，分次放疗有利于杀灭肿瘤细胞。

人类细胞中的 DNA（脱氧核糖核酸）是双链的，一般能量的 X 射线或 γ 射线照射细胞时，会产生大量的单链断裂。这种损伤经过一段时间可以被修复。但是不同细胞的 DNA 损伤修复能力不同。

正是由于通常情况下正常组织的修复能力强于肿瘤细胞，采用分次放疗时肿瘤组织因修复不足不断积累损伤，从而死亡；而正常组织利用两次治疗的间隙得到相对充分的修复，从而降低正常组织的损伤。

除了常规分割放射治疗以外，在临床试验中也进行了大量的非常规分割照射的临床试验，一些试验的结果也在临床使用中，如小细胞肺癌用加速分割照射的模式，即每天照射 2 次，单次剂量减低，照射总时间缩短，相对的生物效应相当。

虽然常规分割是常用的放疗模式，但对于一些比较小的肿瘤或者骨转移等姑息性治疗，我们也可以利用现代放疗技术实施立体定向放疗（SBRT），利用物理学的方法增加肿瘤区的放疗剂量，降低正常组织的剂量，从而安全地增加每次

的放疗剂量,减少分割次数,其至可以做到仅一次照射。

放射治疗医师会根据患者的肿瘤特点,按照放射生物学的合理性和分割剂量的科学性决定照射的总剂量和照射次数。

（吴开良）

—— 专家简介 ——

吴开良

吴开良,复旦大学附属肿瘤医院放射治疗中心主任医师,博士生导师,上海市抗癌协会肺癌靶向与免疫治疗专业委员会副主任委员,中国医药教育协会呼吸病康复委员会常务委员,上海市抗癌协会胸部肿瘤专业委员会委员。长期从事胸部肿瘤的基础与临床研究。

十五、局部复发性鼻咽癌放疗技术推陈出新

鼻咽癌是中国南方和东南亚地区最常见的头颈部恶性肿瘤,好发于广东、广西、福建、台湾、香港及新加坡等地区。放射治疗是鼻咽癌唯一的根治性手段,随着更为精确的放射治疗技术(如调强放疗)的普遍应用,以及更为科学的综合治疗策略的积极开拓和使用,近年来鼻咽癌治疗的疗效有了显著提高。目前,没有发生转移的鼻咽癌在完成根治性放射治疗或联合放化疗后,肿瘤长期控制率可高达 80％。然而,部分鼻咽癌患者在完成了高剂量放射治疗或联合治疗后,仍可能出现治疗失败的结果。通常,可根据其治疗失败的部位分为鼻咽局部复发、颈淋巴结(或区域性)复发以及远处转移。其中远处转移和局部复发更为常见。

颈部淋巴结区域性复发及远处转移

头颈部肿瘤完成治疗后出现的单一颈部淋巴结复发,通常被称为区域性复发。早期鼻咽癌患者在完成根治性放疗后,出现颈部淋巴结复发的机会较低。即便是初诊时已伴有颈部淋巴结转移的局部中晚期患者,联合放化疗后,出现单一颈部淋巴结转移的概率也不足 5％。

若患者的复发部位仅局限于颈部,其治疗通常以复发部位淋巴结的手术切除和颈淋巴结清扫为主,术后通常无须接受针对颈部的再程放射治疗,部分术后残留患者在完成手术治疗后,可能需要接受进一步局部放射治疗。不能手术的患者通常进行全身姑息性化疗或放疗。

初诊时肿瘤体积较大,或已经出现颈部淋巴结尤其是下颈部淋巴结转移的患者,即使接受了根治性手术,在联合放化疗后仍可能出现远处转移。较容易出现鼻咽癌远处转移的脏器包括肺、骨骼和肝脏。远处转移性鼻咽癌通常无法通过局部治疗(如放疗或外科手术)予以有效控制,其治疗应以全身系统性的药物治疗即化疗为主。针对转移性鼻咽癌的局部放射治疗,作用仅限于局部症状的控制,对于患者的预后尤其是生存的作用仍不明确。

鼻咽癌的局部复发及其治疗

约 10% 的鼻咽癌患者，在完成根治性治疗后，可能出现局部即鼻咽部的肿瘤复发。局部复发在原发病灶较大的鼻咽癌（如分期为 T3 或 T4 的肿瘤）中更容易出现。鼻咽癌的局部复发也可能与颈部淋巴结复发一同出现。罹患局部复发性鼻咽癌的患者，仍有机会通过局部治疗予以根治。

虽然手术切除是鼻咽癌局部复发的有效治疗手段之一，但其适应证非常局限，仅可用于治疗较小的局限于鼻咽腔内的复发病灶。对于已经出现颅底骨骼、颅内（如海绵窦）侵犯或体积较大的肿瘤，手术通常无法完全切除。因此，外科手术在局部复发性鼻咽癌治疗中的应用较为有限。

化疗是局部复发鼻咽癌的重要治疗手段，但化疗并非鼻咽癌的根治性治疗手段。通常化疗仅用于放疗前减少肿瘤负荷，或为放射治疗提供增敏作用，或作为不能局部治疗的复发性鼻咽癌的姑息性治疗手段。

再程放疗有望根治复发

再程放射治疗是局部复发鼻咽癌患者的最为有效的根治手段。近年来用于局部复发性鼻咽癌的放射治疗技术包括近距离后装放射治疗、立体定向放疗（如伽马刀）或调强放疗（IMRT）。

不同的放疗各有其优势和局限性。近距离后装放疗和立体定向放射治疗主要用于较小的复发病灶的治疗，其有效治疗范围通常仅有几厘米。对于体积较大的肿瘤，后装或立体定向放疗通常无法有效覆盖所有的肿瘤病灶，故不适用于大多数局部复发的鼻咽癌患者。

调强放疗是目前局部复发性鼻咽癌治疗较为常用的放射治疗手段。调强放疗可用于治疗较大体积的局部复发病灶，包括已经侵犯颅底甚至侵及颅脑的局部鼻咽癌病灶。目前已经发表的研究结果显示，局部复发性鼻咽癌经过调强放疗治疗后，患者的 5 年生存率尚不理想。

虽然调强放疗属于精确放疗技术，但用于复发鼻咽癌的再程放疗时，对肿瘤周围的正常组织仍可能产生较大的不良反应。高剂量再程调强放疗治疗后，超过 60% 的患者可能出现不同级别的鼻咽黏膜损伤，严重的黏膜坏死可能进一步造成鼻咽腔大出血而危及患者生命。

特 别 提 醒

在局部复发性鼻咽癌再程放疗后不幸死亡的病例中，相当一部分是因放疗导致的局部严重不良反应造成的。

新型放疗技术——碳离子射线放射治疗

近距离后装放疗、立体定向放疗及调强放疗均属于光子放射治疗。局部复发的鼻咽癌患者一般都在初诊后已完成了高剂量的根治性光子放射治疗,故其后出现的复发肿瘤,可能对再程光子放疗较不敏感,即初次放疗可能会造成残余肿瘤细胞一定程度的放射抗拒。此外,使用调强放疗再次治疗鼻咽癌局部复发病灶所使用的剂量,通常因肿瘤周围正常组织的限制而低于首次治疗,因此肿瘤控制的效果更为局限。

质子和重离子(如碳离子)放射治疗是肿瘤精确放射治疗中最先进的技术,具有良好的物理效应和剂量学分布。进入人体后,射线能量中绝大部分在体内一定的深度(通常为肿瘤区域)释放,形成一个布拉格峰,而峰区前的入射路径中能量释放较小,在布拉格峰末端,能量则会很快降为零。射线在人体内路径的两侧也同样少有能量释放,即质子重离子射线的末端散射和侧向散射都非常小。

如果布拉格峰区的位置控制在肿瘤组织部分,则肿瘤两侧及后方的组织都可以得到很好的保护。而峰值前剂量也仅为峰值剂量的 20%。质子重离子放射中比较先进的笔形扫描式技术,利用狭窄的布拉格峰在照射靶区内对肿瘤进行分层后扫描式的照射,放射剂量学分布可以达到立体定向放疗的水平。目前质子重离子射线放疗已在不少国家得到了应用,治疗了各类肿瘤患者约 11 万人,而碳离子放射治疗也已治疗了超过 1.5 万例肿瘤患者。

除了良好的物理学效应和剂量学分布外,碳离子的相对生物学效应也略胜一筹,为质子或普通光子的 2~3 倍。因此,对普通光子放射治疗可能已产生抗拒的肿瘤复发病灶,理论上碳离子更具优势。碳离子的物理学、剂量学和生物学特性,尤其适合于曾接受高剂量光子放疗后复发的局部肿瘤病灶的治疗。碳离子的有效性不仅具备理论上的依据,其安全性和有效性也已在多种复发性肿瘤(如直肠癌、颅底脊索瘤等)的再程治疗中获得了证实。

使用碳离子放射治疗局部复发性鼻咽癌的疗效,近期也获得了初步的证实。上海市质子重离子医院的专家,使用碳离子笔形扫描技术治疗了一组局部复发鼻咽癌患者后,初步结果显示:目前肿瘤控制情况良好,患者在治疗过程中无 1 例出现Ⅱ级及以上急性不良反应,随访 1~4 个月,亦无碳离子治疗相关的亚急性及后期不良反应发生。虽然近期疗效并不意味着等效的长期疗效,但对局部复发鼻咽癌这一难治性肿瘤而言，上述结果仍令人鼓舞。

（陈嘉德　孔　琳）

○ 摘编自《抗癌》2015 年 3 月

—— 专家简介 ——

陆嘉德　孔　琳

陆嘉德，医学博士，管理学硕士，教授，博士研究生导师，中央"千人计划"国家特聘专家，上海市质子重离子医院常务副院长。长期致力于肿瘤精确放射治疗，特别是头颈部、神经系统与消化道肿瘤的临床与研究工作。担任多部国际肿瘤放射治疗丛书、专业书籍的主编。

孔琳，医学博士，主任医师，硕士研究生导师，上海市质子重离子医院头颈部/神经系统肿瘤专科主诊医师。从事肿瘤放射治疗研究 10 余年，长期致力于肿瘤精确放射治疗，特别是头颈部肿瘤、神经系统肿瘤的临床与研究工作。

十六、放疗无创根治早期肺癌

众所周知，令人闻之而色变的肺癌是世界上最常见的恶性肿瘤，而我国又是世界上肺癌患者最多的国家。根据 2015 年的数据显示，我国肺癌的发病率为 733/10 万，死亡率为 610/10 万，均位列所有肿瘤的第一位。对于早期肺癌患者而言，其标准化治疗的手段就是手术治疗，但是部分患者因为年龄大、心肺功能差或伴有严重内科疾病等不能耐受根治性手术治疗。局部切除手术并不能达到有效控制疾病的目的，而以往应用常规放疗技术替代手术治疗肺癌的疗效较差且不良反应较大。在过去 10 年里，立体定向放疗（SBRT）已经成为一种广泛应用于早期不可手术肺癌人群的新技术，大量国际回顾性和前瞻性报告充分证实：采用不同剂量分割方式和技术的立体定向放疗治疗早期肺癌具有可行性强、安全性和疗效好等优点。

传统的常规放疗是每天给患者做一次，剂量比较小，连续治疗 30 次左右，照射体积都比较大，周边组织受到的损伤也较大。立体定向放射治疗具有影像引导技术，把剂量都集中在肿瘤的部位，周边正常组织受到的剂量大大减少，因此可以采用单次大剂量照射，治疗一般可以在 3～5 次、1 周左右时间完成。相比于常规放疗和手术，立体定向放疗是一种精度更高的放疗，它不需要采取开胸的方式，而是单纯采用射线来精准地"烧灼"肺内的病灶，也就是说可以使用这把无形的手术刀"切掉"让人害怕的肿瘤。立体定向放疗的放射剂量分布呈现肿瘤靶区内高剂量、正常组织低剂量的陡峭特征，尽管邻近肿瘤的正常组织受到了与肿瘤等高的剂量，但只要体积小，并不转化为严重的不良反应，故不难理解立体定向放疗只适合于治疗体积较小的肿瘤。

立体定向放疗在原发性及继发性的肺肿瘤、肝转移癌、脊髓转移癌等体部肿瘤的治疗中具有明显的优势，其中，早期非小细胞肺癌的疗效更是可与手术媲美。对于不可手术的早期患者，2009 年美国国立综合癌症网络（NCCN）中国版已经将周围型肺癌肿瘤直径小于 5 厘米、淋巴结阴性、医学因素不能耐受手术患者接受立体定向放疗作为标准治疗纳入指南。对于可手术但拒绝手术的非小细胞肺癌患者，有研究显示立体定向放疗治疗后，ⅠA 期患者的 5 年生存率为 76％，ⅠB 期患者的 5 年生存率达 64％，与接受手术治疗患者的疗效相当。对于可手术的早期患者,目前世界范围内多家著名医学中心都在牵头开展前瞻性随机对照临床研究,以比较手术和立体定向放疗的疗效,如果结果证实在可手术的人群中两者疗效仍然是相当的,那么对于可手术的早期肺癌患者,除了手术之外就将又多了一个选择。由于立体定向放疗不良反应较少(不需要麻醉,没有手术创口,不需要术后恢复等),将来有可能越来越为广大患者所认可和接受。

(蔡旭伟)

—— 专家简介 ——

蔡旭伟

蔡旭伟,博士,上海交通大学附属胸科医院放疗科副主任医师,硕士生导师。擅长肺癌、食管癌等胸部肿瘤的精确放疗和个体化综合治疗,尤其是早期肺癌的立体定向放疗。

十七、肺癌不能手术了怎么办

无论在我国还是全世界，肺癌都是目前发病率和死亡率最高的癌症。癌症的主要治疗方式包括：手术、放疗、化疗等综合治疗。早期发现的肺癌通过手术，甚至是微创手术就可以治疗。肺癌手术的基本方式是切除原发病灶和相应淋巴结，并尽可能保留正常肺组织以达到最佳治疗的目的。但不是所有肺癌患者都可以手术。首先，约占肺癌 20％ 比例的小细胞肺癌应采取放化疗；剩下的80％非小细胞肺癌，也只有部分患者适合手术。相当多的患者发现时已是晚期，不能手术了，而治疗肺癌其实还有其他的方法，不能就靠"一把刀"，放疗也是一种有效的治疗方法。

"只有手术才能根治癌症，只有切除肿瘤才是最好的治疗方法"是很多患者一直以来的误区。如果现在有一位早期肺癌患者，年岁不是很大且身体还行，也没有其他的手术禁忌，那么通常这种情况下，患者无疑该选择手术治疗。但如果患者年纪偏大、体质较弱，那么外科手术就未必是最适合治疗这位患者的方式了。此时无论是医生还是患者以及家属，最好把手术、放疗或其他治疗方案都提上议事日程，分析清楚利弊，最后由患者及其家人做出治疗选择。在发达国家，肿瘤患者中 60％～70％ 的人以接受放射治疗作为治疗手段或辅助治疗手段。放射治疗弥补了很多传统方式的不足，现代放疗技术的发展，已超越了大众的认知，甚至其他科的医生都未必全然了解。

肺癌手术有严格的禁忌证，肺癌不能手术不等于不能治疗，可视情况考虑现代放疗或以现代放疗为主的综合治疗。有的晚期肺癌相对于手术来说是晚了，但那些局部晚期的患者，治疗的机会还是很大的。而对于早期肺癌，美国、日本、欧洲和我国都有大量的数据显示，手术与放疗效果无异，只是大多数患者是在被手术治疗"拒之门外"的情况下，才会寻求其他的治疗方式。当他们寻求到放疗时，一部分人或许会惊喜于放疗的优势，然而也有一部分患者遗憾地发现延误了病情，无力回天。最让人可惜的是，这些患者很多并非发现病情时就为时已晚。

治疗有些癌症，外科手术做不到的放疗能够做到，外科手术做得到的放疗能够做得更好，中晚期肺癌更需要多学科参与、多手段联合治疗。综合治疗不是几个学科几种手段的随机组合或简单拼凑，而是因病制宜，将多学科多手段有机、有序、无缝地组合成一套科学的治疗方案。

肿瘤放射治疗技术已发展 100 多年，近 20 年发展迅猛，使治疗时间变得更短，精准度也更高，不良反应更轻。它能减轻约 70％ 的晚期肺癌患者局部病灶的症状，并逐步与手术同台为患者服务。

（梁世雄）

—— 专家简介 ——
梁世雄

梁世雄，同济大学附属上海市肺科医院放疗科主任。主任医师，教授，博士研究生导师。中国抗癌协会肺癌专业委员会放疗学组委员，上海市医学会肿瘤放射治疗专科分会委员，上海市医师协会肿瘤科医师分会委员，上海市抗癌协会肺癌分子靶向与免疫治疗专业委员会常务委员。

十八、肺癌脑转移，放疗模式正在改变

肺癌是很容易发生脑转移的恶性肿瘤之一，无论非小细胞肺癌还是小细胞肺癌，在首次就诊时就发现有脑转移的比例在10%左右，而在肺癌的整个疾病进程中发生脑转移的概率可高达50%左右。随着目前肺癌全身治疗有效率的不断提高，生存时间的延长，以及更加敏感的影像学检查手段的广泛应用，脑转移的发生率仍有增加的趋势。大脑是人体的中枢，脑转移所引起的神经系统症状会使患者的生活质量下降，脑转移也常常是导致患者死亡的直接原因，所以对其合理有效的诊疗非常重要。

由于血脑屏障的存在使得传统的化疗药物难以进入大脑，因此全身化疗对于肺癌脑转移患者的有效率较低。放疗应用于脑转移的治疗已有超过半个世纪的历史。传统的针对脑转移病灶的放疗方法是全脑放疗，顾名思义就是对整个脑部进行照射的一种方式。肺癌脑转移经全脑放疗后有超过半数的患者脑部病灶会得到缩小，有研究也显示脑转移病灶经全脑放疗后缩小者，神经系统症状能得到改善，且生存时间可获得延长，因此全脑放疗是肺癌脑转移的一种有效治疗手段。但由于全脑放疗时正常脑组织得不到保护，正常脑组织的放射损伤可使患者产生神经系统症状，尤其是神经认知功能障碍。也正是出于对正常脑组织放射损伤的顾虑，全脑放疗的剂量相对较低，对于多数肺癌脑转移瘤不能起到杀灭性的打击作用。

脑转移病灶的另一种放疗方式是立体定向放射治疗，顾名思义就是仅对于脑部影像上可见的转移病灶实行定向放射打击的一种方式。由于仅照射可见病灶，大多数正常脑组织可得到有效保护，立体定向放射治疗可以达到更高的放疗剂量，因此对于脑转移病灶的控制率也更好甚至可完全杀灭。目前对于两种不同放疗方式的选择主要依据脑转移病灶的个数，若脑转移病灶个数在3个以下应首选立体定向放射治疗，否则需要考虑进行全脑放疗。但由于全脑放疗显见的局限性，目前全球很多放疗中心也正在尝试和探索对于超过3个病灶的脑转移患者实施立体定向放疗。

近10年来，迅速发展起来的肺癌靶向治疗部分改变了肺癌脑转移患者的传统治疗模式。针对非小细胞肺癌的常用靶向治疗药物，如吉非替尼、盐酸厄洛替尼和盐酸埃克替尼,可部分透过血脑屏障而对脑部转移灶起到治疗作用。有不少研究显示,对于有 EGFR(表皮生长因子受体)敏感突变的非小细胞肺癌脑转移患者单纯采用上述药物治疗后,超过 2/3 的患者脑部病灶会缩小且治疗的不良反应较小。因此,有些学者建议对于这类患者首先采用靶向治疗而脑部放疗暂缓,但目前还不能明确这类患者在采用靶向治疗基础上联合脑部放疗的疗效,需要根据不同患者的具体情况进行选择安排。

(朱正飞)

—— 专家简介 ——

朱正飞

朱正飞,博士,复旦大学附属肿瘤医院放疗科副主任医师,硕士研究生导师。学术任职包括中国抗癌协会肺癌专业委员会放疗学组委员,中国抗癌协会食管癌专业委员会委员,中国临床肿瘤学会(CSCO)青年委员等。主要从事胸部肿瘤,包括肺癌、食管癌、胸腺肿瘤的放射治疗与肿瘤综合治疗。

十九、怎样应对食管癌放疗

放射治疗是食管癌的主要治疗手段之一，可应用于不同食管癌的病期，并且具有较好的治疗效果。放疗对食管癌的效果很显著，尤其对于有手术条件的早期食管癌患者。不具备手术条件的患者，可通过放射治疗缩小肿瘤而重新获得手术条件；中晚期的食管癌患者，则可以通过放射治疗缓解症状，延长生存期，有的患者甚至取得了令人意想不到的效果；已经发生远处转移的食管癌患者，还可以通过姑息放射治疗减轻痛苦，提高生活质量。

放疗的不良反应

常见的放疗不良反应主要包括：放射性食管炎（进食时疼痛）、放射性肺炎或气管炎（咳嗽）和照射范围内皮肤损伤（皮肤干燥变黑、甚至溃烂、渗液）。这些不良反应会在放疗结束后慢慢减轻和消失。

在放疗期间，患者可以通过以下方式来减少皮肤反应：如不要摩擦、抓搔放疗的部位，最多使用温和的肥皂清洁，用温水冲洗；穿宽松、舒适的衣服；皮肤不要接触过烫或冰冷的物体；尽量不要敷用各类药膏、爽身粉、润肤霜等；在放疗过程中及结束后的一年之内，不要将放疗部位的皮肤裸露在阳光下曝晒。

一般来说，放疗不会对白细胞数或血小板数有影响，但是如果有患者在血液检查的过程中发现异常，可让治疗暂缓一周，恢复正常后再继续放疗。很多患者在治疗过程中还会没有食欲，即便这样，也要尽量多地摄入蛋白质、维生素等各类人体需要的营养。这样才能更好地应对治疗产生的各种不良反应，更好地与癌魔作抗争。

放疗前需要做哪些准备工作

每个癌症患者都会出现紧张、焦虑、绝望等一系列不良的心理状态，而面对放疗，又会产生其他的担心：担心治疗效果，担心放疗会产生不良反应等。所以患者做的准备工作，就是解除思想负担，树立战胜癌症的信心，在条件许可的情况下和医生多多沟通，以确保与医生密切配合，顺利完成放疗计划。

每位患者在放疗前都应该做一系列身体指标的检查，如果有营养不良、贫血或其他身体状况，应及时处理，以免影响放疗的效果，不能不管不顾就急着去放疗，那样只能是事倍功半。例如贫血患者乏氧细胞增多，对放疗不敏感，所以放疗前必须先纠正贫血。如果有穿孔前征兆：如胸背疼痛、血常规化验白细胞增多、钡餐造影片上有尖刺、龛影等，则需抗感染。总之，要在身体各项指标许可的情况下，才能进一步治疗。

放疗中应注意什么

患者在放疗期间要多喝水，每周复查血常规观察白细胞、血小板及红细胞的变化，及时发现问题，及时治疗。放疗中每照射 10 次时，需要做一个 X 线钡餐造影观察治疗效果，以及了解是否存在深溃疡和穿孔等征象，并及时对症处理和调整放疗计划。

患者在放疗过程中还要少去公共场所。放疗期间患者的免疫力较差，易并发感染。除了常规到医院治疗之外，患者应以在家休养为主，小范围地做一些力所能及的运动。

医生会在放疗患者的身体皮肤上画标记线，这是放疗时准确摆位的标记，患者要注意多加保护。自己不能随意更改或填描身上标记，若有变淡或脱落，随时告知医师。

部分晚期食管癌患者在放疗中会发生食管溃疡与穿孔，发生时常伴有前胸和后背疼痛、低热、白细胞总数升高，如处理不及时会有严重后果。患者及家属在放疗过程中应严密注意这些情况，并及时与医生沟通。

放疗期间，患者应加强营养、避免过度劳累，必要时给予营养补充，提高身体的修复能力和抗病能力。

放疗后应注意什么

放疗结束并不代表治疗的结束，而相对于抗癌这个"万里长征"来说，才走完第一步。首先，放疗结束时一般要进行系列检查，包括食管钡餐造影、B 超、生化检查等，观察病变是否得以控制，了解患者的一般状况是否适宜出院。如果有需要，可考虑局部加量、支持对症处理或其他治疗调整。结束时的检查结果也是今后随访结果的参考比较依据。

其次，放疗结束后的 3 个月内，仍然有可能出现放射性食管炎、放射性肺炎或食管穿孔等情况。如果出现进食痛、咳嗽、呛咳和胸背痛等症状可以简单对症处理，严重者需应用抗生素和适量激素治疗。长期没有好转者应该到医院进行相应检查。

另外，放疗结束，对于一些患者来说在医院治疗的部分暂时告一段落了，局部病情得到了控制。但患者一定要定期复查，一般治疗后 2 年内每 3 个月复查一次，5 年内每 6 个月复查 1 次，5 年后每年复查 1 次。复查的内容包括 X 线食管钡餐造影、胃镜、胸部 CT、腹部 B 超、脑部 CT、心电图、血常规等。如发现异常，医生会根据病情进行 ECT(单光子计算机断层扫描)和 MRI(磁共振)等相应检查。

（赵快乐）

○ 摘编自《抗癌》2011 年第 1 期

— 专家简介 —

赵快乐

赵快乐，教授，博士，复旦大学附属肿瘤医院放疗科副主任医师，中国抗癌协会食管癌专业委员会委员，中华医学会放射肿瘤学分会食管癌放疗专业委员会委员。擅长食管癌、肺癌、纵隔肿瘤等胸部肿瘤的放射治疗和综合治疗。

二十、这些食管癌可经放疗根治

　　食管癌是我国常见的恶性肿瘤，我国食管癌的发病人数和因之死亡的人数均占全世界的一半以上，严重威胁着我国人民的健康。那么，一旦得了食管癌，该选择什么样的治疗手段呢？相信绝大多数的患者及家属首先想到了手术切除，那么除了手术切除还有其他有效的治疗手段吗？答案是肯定的，除了手术，放射治疗也是食管癌比较有效的治疗手段，在某些情况下采用放射治疗食管癌的疗效甚至优于手术治疗。

　　让我们首先来看一下什么是放疗。放疗的全称是放射治疗，民间又称之谓"照光"或"电疗"，它和手术以及化疗被世界卫生组织并称为肿瘤治疗的三大治疗手段。放疗是通过高能的放射线来杀灭肿瘤细胞的，它是看不见摸不着的。那么这种看不见摸不着的治疗手段究竟有无可能根治肿瘤呢？答案也是肯定的，大量的临床实践告诉我们，有相当部分的食管癌患者通过放疗得到了根治，而且随着放疗技术的发展，有越来越多的患者通过放疗挽救了生命。那么，哪些食管癌患者通过放疗有可能得到根治的机会？

　　首先，我们从食管癌的发生部位来分析。几乎每位食管癌患者在治疗前都会接受食管镜检查，人体的食管上界与咽部相连，下界与贲门相连接。如果肿瘤位置位于咽部与胸廓入口间，那么我们称为颈段食管癌；如果病灶位置在胸廓入口与贲门间，我们称为胸段食管癌，胸段食管癌又可分为上、中、下三段。由于人体头颈部及胸上段区域血供相对丰富，因此颈段食管癌及胸上段食管癌放疗敏感性相对较好。大量临床数据显示，颈段食管癌及胸上段食管癌患者接受放疗的疗效不低于甚至优于手术的疗效。颈段及胸上段食管癌患者如果接受根治性手术，大多数患者需要行全喉切除，接受放疗则可避免全喉切除以及手术所带来的其他并发症。因此，对这部分患者，放疗能够在根治肿瘤的同时，以最小的代价使患者获得高质量的生活。

　　其次，我们从食管癌的分期来分析。医生在评价患者病情时常常将患者分为Ⅰ、Ⅱ、Ⅲ、Ⅳ期。相对比较早期的Ⅰ期和Ⅱ期患者，患者大多数会选择手术治疗，但也有部分患者由于种种原因选择了放疗。而临床数据显示，对于早期患者，无论是手术还是放疗均能取得较好疗效。而对Ⅲ期患者，我们称之为局部晚期,这些患者无论是单纯手术或单纯放疗效果均不理想,临床实践中有部分患者可以通过放化疗和手术配合起来取得较好疗效,也就是先通过放化疗使肿瘤病灶明显退缩后再进行手术。Ⅲ期患者如果不能手术,我们也不要轻言放弃,临床研究发现,有 25% 左右的Ⅲ期食管癌患者通过以放疗为主的治疗获得了长期生存。对于Ⅳ期患者,无论是手术还是放疗几乎都不太可能取得根治。因此,食管癌的治疗还是要早诊断、早治疗,每年接受一次体检以及有症状及时就诊非常必要。

（刘　俊）

— 专家简介 —

刘　俊

刘俊,上海交通大学附属胸科医院放疗科副主任医师,医学博士。长期从事胸部恶性肿瘤放疗及综合治疗工作,目前主要研究领域为食管癌的放化疗。曾担任中国抗癌协会食管癌专业委员会委员、上海市医学会肿瘤放射治疗专科分会青年委员等学术职务。

二十一、身心兼护——乳腺癌保乳术后放疗

乳腺癌一向被视为"红颜杀手"，根据 2017 年 2 月中国国家癌症中心发布的中国最新癌症数据显示，乳腺癌是城市女性的主要高发肿瘤，主要与城市女性压力大、晚婚晚育、生活节奏快有关。尤其是在上海这样的大都市，女性乳腺癌的发病风险是小城市女性的 2 倍。然而，好消息是虽然大城市癌症发病率较高，但死亡率比小城市低了近 20％。对于乳腺癌而言，这主要归功于诊疗各个环节的发展和进步。

欧美国家女性乳腺癌的发病年龄高峰约为 60 岁，中国女性发病更为年轻，高峰在 45～55 岁，20～30 岁的年轻患者在大城市更为多见。对于正值盛年的患者，如何在保证疗效同时兼顾患者的生存质量至关重要，其中乳腺癌的保乳治疗最能体现对女性的关爱和呵护。

乳腺癌保乳治疗包括保乳手术与全乳放疗两个部分，历时 40 多年的临床研究结果保障了保乳手术加放疗疗效与根治性手术相似。但是，并不是所有患者都适合保乳治疗，需要具备以下条件：肿瘤小于 3 厘米的单个病灶；体检时未扪及腋下淋巴结肿大；手术可以完整切除肿瘤，获得阴性切缘；最重要的一点是患者有保留乳房的强烈意愿。不适合保乳的患者包括肿瘤多个且位于乳腺的不同部位；手术时无法保证切缘阴性；既往有乳腺或胸部放疗史及不能接触辐射的妊娠期患者。在具体进行治疗决策时，需要患者本人及家属同乳腺肿瘤专科医生充分沟通交流，根据患者的临床分期，经过多学科讨论，充分尊重患者的意愿，制定出最优的治疗方案。

整个保乳治疗完整步骤包括以下方面：①手术-肿块切除或象限切除加腋淋巴结清扫或前哨淋巴结活检。②辅助化疗、内分泌治疗及靶向治疗，根据原发肿瘤和腋窝淋巴结分期及生物基因指标决定。③放射治疗：同侧乳房＋/－淋巴引流区外照射，瘤床加量（视切缘情况而定）。④中医中药治疗、免疫治疗等。

保乳术后放疗是为了尽可能杀灭肿瘤"种子"和手术无法切除的其他残留亚临床病灶，所谓的亚临床病灶就是用一般临床检查方法不能发现的、肉眼也看不到的，而且在显微镜下也是阴性的病灶。这种病灶常常位于肿瘤主体的周围或

远隔部位，有时是多发病灶。既是"种子"，势必会"野火烧不尽，春风吹又生"，若"种子"不灭，会造成治疗失败，主要是局部复发。保乳术后放疗的目的就是为了最大限度消灭这些术后残留的"种子"。

整个放疗流程包括放疗前准备、放疗定位、放疗靶区确定、放疗计划制定、治疗实施、质量控制和质量保证、疗效评估。患者需采用合适的固定装置进行体位固定，然后进行治疗计划的 CT 扫描、三维计划制定、加速器治疗。

目前，保乳术后放疗技术有传统的切线野技术、三维适形和调强放射治疗技术。调强放射治疗（IMRT）技术是三维适形放射治疗的一种类型，通过采用各种计算机优化技术形成非均匀的放射束强度分布并作用于患者。与常规的切线野技术相比，调强放射治疗的优势在于它能够达到更优的计划靶体积覆盖，更好的剂量均匀性及更低的正常组织高剂量区，显著降低乳腺癌放疗相关的早期及晚期不良反应。

放疗不良反应的发生主要是因为放射治疗实施的是局部治疗，在常规射线如光子线、电子线、γ射线治疗的同时，乳腺周围正常组织也会受到一定的辐射剂量，引起形态或功能损害。乳腺癌放疗常见的局部损伤，包括心血管损伤、放射性肺损伤、皮肤损伤及乳房纤维化、放射性臂丛神经损伤、上肢淋巴水肿等。随着放疗技术的进步，目前已有一些更为先进的射线如质子、重离子射线等可以有效规避正常组织毒性。

（俞晓立）

── 专家简介 ──

俞晓立

俞晓立，医学博士，复旦大学附属肿瘤医院放疗中心主任医师，硕士生导师。主要专业和研究方向为乳腺癌及软组织肿瘤的放射治疗相关临床及转化性研究。

二十二、保乳护心——乳腺癌术后质子放疗有奇效

乳腺癌是目前全球范围内女性发病率最高的肿瘤,随着医学技术的不断进步,乳腺癌的治疗正逐渐向多学科、精准治疗的方向发展,为了对付这一"红颜杀手",乳腺肿瘤科的专家们祭出了各自的独门武器。而质子治疗——这一先进的放射治疗技术也正在被应用于乳腺癌的术后辅助放疗中。

在乳腺癌多学科治疗和精准治疗理念下,术后放疗/化疗是为手术保驾护航的常用辅助治疗手段。无论患者接受的是保乳术或是根治术,术后医生都会根据个体病情需要及肿瘤复发风险的评估,对大部分患者进行针对原病灶部位和区域淋巴结引流区的预防性放疗或全身化疗,以减少肿瘤复发及转移的可能。

目前传统的放疗治疗手段会对部分患者产生不可逆的长期不良反应,特别是对于合并心血管疾病的左侧乳腺癌患者。由于心脏靠近胸腔左侧,因此左侧乳腺癌患者在接受针对左乳的术后放疗时,射线很难避开心脏,可能会因放疗引起的心血管损伤而影响长期生存质量。

现在,借助质子治疗高精准度、低副作用的特点,选择保乳手术的乳腺癌,尤其是左侧乳腺癌患者可以较大程度降低放疗不良反应的发生概率。

复发风险是决定术后辅助放疗施行的关键。目前乳腺癌的治疗方法仍以手术为主,可分为保乳手术和乳腺癌根治术(乳房全切)。接受保乳手术的患者,由于切除部分乳腺组织,未切除的腺体出现肿瘤复发的可能性仍相对较高,一般建议患者根据肿瘤病期的早晚在术后接受辅助放疗和/或全身治疗;而对于接受根治术的患者,建议根据肿瘤是否有复发高危因素,综合考量是否需要施行术后的放疗/全身治疗。

对于放疗而言,复发高危因素通常指:病灶最大径＞5 厘米;肿瘤侵犯皮肤及胸壁;腋窝淋巴转移灶＞4 枚。对于中等复发风险的根治术后患者,建议咨询乳腺放疗相关专家后决定是否需要术后放疗。此外,其他相对罕见的乳腺癌类型,如髓样癌、黏液腺癌、化生性癌等的治疗方式可参考最常见的乳腺浸润性导管癌,同样可以接受手术及术后的辅助放疗。

质子放疗对合并心血管疾病及年轻的乳腺癌患者尤为适用。目前,临床上

术后辅助放疗的主流治疗手段是采用传统直线加速器光子线进行乳腺癌术后辅助放疗，治疗后患者常见的不良反应可分为急性反应如皮肤反应、放射性肺炎；慢性反应，如放疗引起的心血管疾病、冠心病等。

"精准、低毒"是乳腺癌术后质子放疗的核心优势。根据临床数据显示，质子治疗对于皮肤泛红及脱皮等急性皮肤反应无优势，但对于心脏和肺的保护具有明显优势。根据现有治疗数据显示，在保证照射部位剂量相同的情况下，若施用光子射线进行术后放疗，心脏部位将接受 4～17 戈瑞等效剂量的照射剂量；而运用质子治疗，心脏部位接受的剂量可降低 50％ 或以上，进而明显降低心血管疾病的发生概率。同时，质子治疗还可使肺的平均受照射剂量下降约 50％。基于这一点，质子治疗最适合的患者人群是原先就罹患心血管疾病的左侧乳腺癌患者，其次是对远期毒性较为关注并且预计生存期较长的年轻左侧乳腺癌患者。

质子放疗可以给予更多患者选用保乳治疗的机会。保乳手术联合术后辅助放疗是早期乳腺癌的标准治疗方式之一，国外的保乳率达到 40％～50％。目前国内的保乳率仍在低位徘徊，保乳率最高的约为 30％，其原因之一在于乳腺癌治疗过程中，考虑到术后放疗对心脏等胸部正常组织的影响，结合患者不同的病情，部分患者会选择放弃保乳术而接受乳腺癌根治术。随着质子治疗应用于乳腺癌术后辅助放疗，使得原本无法耐受放疗不良反应的患者，能够一定程度地增加接受保乳手术的机会。

乳腺癌可怕却可防、可治、可控。只要发现及时，手术联合其他治疗疗效还是鼓舞人心的。

（章　青）

○ 摘编自《新民晚报》2017 年 2 月

—— 专家简介 ——

章　青

　　章青，上海市质子重离子医院主任医师，硕士生导师，现为上海市医学会肿瘤放射治疗专科分会委员，中华医学会放射肿瘤治疗学分会放射外科学组委员。专注于泌尿、乳腺、软组织及妇科等恶性肿瘤的质子重离子放射治疗临床工作。

二十三、精准医疗时代的精确放疗

　　放射治疗是利用放射线治疗肿瘤的一种方法，是当今治疗肿瘤的三大手段之一。肿瘤患者在整个治疗过程中需要采用放射治疗的比例高达 70％，放疗对肿瘤治愈的贡献与手术相当。可见在肿瘤的综合治疗过程中，放射治疗的作用和地位已不可取代。

　　所谓精确放疗，是指将放射医学与计算机网络技术、核物理学等相结合所进行的肿瘤治疗方式，整个放疗过程由计算机控制完成。其与传统放疗技术不同之处可概括为"四最"，即靶区（病变区）内受照剂量最大，靶区周围正常组织受量最小，靶区内剂量分布最均匀，靶区定位及照射最准确，优点是"高精度、高剂量、高疗效、低损伤"。精确放疗是在常规放疗基础上通过精确的肿瘤定位，精确的计划设计、剂量计算及在治疗机上精确执行的一种全新的肿瘤放疗技术，它融合了三维图像处理技术、高精度的剂量计算算法、尖端的直线加速器系列技术、先进的肿瘤诊断技术、放射生物学前沿研究成果。在精确放疗的全过程中，每一步都强调精度，这相对于常规放疗是质的飞跃。

　　精确放疗与常规放疗的区别：

　　（1）定位方面：常规放疗时，医生通过 X 线模拟定位机透视，确定肿瘤大体范围，然后用皮肤墨水在病人皮肤上标记治疗范围。由于机器条件有限，只能做正方形、长方形等简单规则照射野，这就使肿瘤周边很多正常组织连累进照射区域。精确放疗则利用体位固定热塑体膜、体架、真空垫等固定装置把患者固定在定位床上，利用 CT 模拟机进行定位，在 CT 图像重建出的人体模型上勾画靶区，这样肿瘤靶区更精准、周围的正常组织位置也更清晰。利用三维计划系统按照 CT 重建出来的人体模型模拟照射，制定合理的治疗计划，使肿瘤靶区更精确，正常组织的损伤更小。

　　（2）治疗计划设计方面：精确放疗由于具有精确的特点，可以精确地计算肿瘤靶区的剂量，避免了靶区漏照，保证了治疗效果。同时，能精确计算周围组织器官的照射剂量，能很好地控制其剂量在可接受范围内，降低了放疗的反应和并发症。以经典的鼻咽癌放疗为例，常规放疗由于技术限制，周围正常组织器官如腮腺等损伤严重，导致患者口干等不良反应非常严重，降低了患者的生活质量。

精确放疗高剂量区与肿瘤靶区基本一致，有效地保护了眼睛、脊髓、神经、耳蜗及腮腺等重要器官。最明显的是，病灶比较小的鼻咽癌口干程度明显减轻，其他器官的不良反应也明显减轻。形象的比喻：普通放疗就像机关枪，一扫一大片；精确放疗就像巡航导弹，定位准确，摧毁准确，可以精确制导！

（3）治疗执行方面：无论肿瘤及邻近的正常组织都会受呼吸和空腔脏器蠕动的影响，在常规放疗过程中无法监测和调整这一误差。精确放疗在每次治疗前都会和定位影像进行对比，根据患者肿瘤部位每日的变化动态实时地调整照射范围和角度、剂量，有效地保证了治疗的精确性，这才是真正意义上的精确放疗！

（李　莉）

—— 专家简介 ——

李　莉

李莉，医学硕士，副主任医师，现任武警上海市总队医院放疗科主任，曾任上海交通大学医学院附属仁济医院放疗科副主任医师，中国人民解放军第 411 医院伽马刀中心二病区主任。从事肿瘤专业近 20 年，在头颈部肿瘤、结直肠癌和妇科肿瘤的放化综合治疗方面经验丰富。

二十四、胃癌治疗，不要忽视放疗

我国是胃癌的高发国家，但我国早期胃癌诊断率低、手术根治率低、五年生存率低。多数胃癌患者确诊时处于疾病进展期，单纯手术治疗可能会存在肉眼或镜下的残留病灶，使复发转移的机会大大增加。胃癌治疗领域的相关专家一直在探索在手术治疗的基础上联合化疗、放疗等辅助治疗手段以提高治疗效果、改善患者生存质量。

化疗在胃癌治疗中的作用和地位已得到专家及患者的认可，而对于放疗在胃癌中的地位，既往一直存在争议。

过去认为胃癌细胞对放射线不敏感，在杀伤肿瘤细胞的同时，正常胃黏膜以及邻近正常组织不能耐受，易引起放射性损伤。单纯放疗对胃癌治疗效果不理想，能否在放疗同时联合化疗？这样不仅可发挥化疗药物的抗肿瘤效应，还可提高放疗的敏感性，提高放疗效果。

直到一项国外研究结果发表后，放疗在胃癌综合治疗中的地位才得到提高。该研究认为对于肿瘤浸透胃壁浆膜及侵及邻近结构或任何伴有淋巴结转移的胃癌患者，根治性手术后，在化疗的基础上合用放疗，可以减少患者的局部复发、延长患者的生存时间。该研究的长期随访报告也证实术后同步给予化疗、放疗能够使患者获益，使放疗在胃癌多学科治疗中作为术后治疗的一种手段得到推广，其价值也被临床医生认可。特别是放疗技术的改进、三维适形放射治疗或调强放射治疗普及后，胃癌放射治疗的精确性大为提升，不良反应显著降低。

放疗在胃癌治疗中的应用不仅仅局限在术后患者。对于一般情况良好、无远处转移、不可手术切除的胃癌患者，在化疗的基础上同步给予放疗，也是必要的。胃癌根治术后，腹腔和腹膜后淋巴结是常见的复发部位，也是造成患者腰背部疼痛等症状的原因之一，在二次手术可能性不大的情况下，同步的放疗和化疗也是安全有效的，并起到缓解症状、控制肿瘤进展的效果。此外，对于胃癌患者的骨转移、脑转移，更不能忽视放疗这一治疗手段。

特别提醒

如同治疗其他恶性肿瘤一样，胃癌的治疗也需要多学科综合治疗模式，综合运用手术、化疗、放疗、靶区治疗和支持治疗等方法才能改善患者预后、减轻患者痛苦并提高生活质量，胃癌的治疗离不开放疗。

（许　赪）

—— 专家简介 ——

许　赪

许赪，博士，副主任医师，目前任上海交通大学医学院附属瑞金医院放射治疗科副主任、乳腺疾病诊治中心副主任，上海市抗癌协会乳腺专业委员会委员，上海交通大学医学院肿瘤学专科医师培训专家委员会秘书。担任上海市医学会肿瘤放射治疗专科分会委员。

二十五、晚期肝癌：从放疗中获重生

晚期肝癌往往不能手术切除，患者面临身心的双重痛苦。手术以外的治疗手段有介入、靶向药物及支持治疗等，即使晚期肝癌局限于肝内，介入治疗也往往碘油沉积不佳，许多晚期患者往往还伴有门静脉/下腔静脉癌栓或淋巴结转移。放疗是晚期肝癌的一个很好的治疗选项，可使患者的生存时间变长。对于肾上腺转移、骨或软组织转移，放疗后转移灶能够缩小，症状也能够缓解。如果肺或脑出现转移病灶，放疗同样也是一个有效的手段。

（1）对不可切除的肝癌，放疗和介入治疗联合应用效果更佳：介入栓塞化疗很难使肿块最大直径＞5厘米的肝癌完全缺血、坏死，肿块越大，介入效果越不理想。然而，介入栓塞化疗结合放疗，可以弥补单纯介入治疗的不足，延长患者的生存时间。

（2）放疗延长肝癌门静脉/下腔静脉癌栓患者的生存期：伴有癌栓的肝癌患者如果没有很好地治疗，任其自然发展，一般只能活2～4个月。放疗是癌栓治疗的十分有效的方法，可大大延长患者生存时间。

（3）放疗减少腹腔淋巴结转移相关的死亡：肝癌一旦出现淋巴结转移，大部分将失去手术机会，而且介入、局部无水酒精注射和射频治疗等均不太适宜。放疗可以降低淋巴结压迫产生的并发症，让患者减少死亡的风险，生存时间显著延长。

（4）其他转移病灶，放疗也能治：肝癌很容易出现肾上腺转移、骨转移，让患者及家属惊慌失措。对于不能手术切除的肝癌伴肾上腺转移患者，放疗后，肿块会缩小，多数患者会轻轻松松活过一年以上。骨转移放疗可以止痛、减少骨折等各种并发症的发生率。因为骨转移放疗的治疗费用少、疗效确切，所以已经得到了医学界的广泛接受。如果其他部位如肺、脑出现转移，患者切忌六神无主，放疗也能够助一臂之力。肺是肝癌的最常见转移部位，进展比原发灶缓慢，只有少数的患者死亡由肺转移所导致。放疗对肺转移的有效性已经被国内外的大量研究所证实。另外，由于肝癌属血供丰富肿瘤，脑转移会使患者雪上加霜。一旦发现脑转移，必须刻不容缓地接受放疗。

现代放疗技术日新月异，突飞猛进，目前二维放射治疗技术几乎已成为历史,三维适形放疗也已经普及。但晚期肝癌患者的正常肝对射线的耐受量较低,普通放疗技术的照射剂量很难再有提高,只能起到姑息作用。新的放疗技术如螺旋断层放疗、质子重离子放疗,比起常规放疗,可以治疗更大的范围,提高对肿瘤的照射剂量,减少正常组织的放疗不良反应,使一些晚期患者达到根治,是放疗的新希望。随着放疗设备的不断进步,更多的放疗手段可以让医生及患者来选择,对于患者来说,从放疗中获得新生已经是一个客观存在的现实。

（王斌梁）

—— 专家简介 ——

王斌梁

王斌梁,复旦大学附属中山医院放疗科副主任医师、肠癌亚专科主任。中国肿瘤防治联盟上海市皮肤及软组织肿瘤专业委员会委员。重点研究直肠癌、乳腺癌、软组织肿瘤、肝癌等肿瘤及良性疾病的放疗及综合治疗。

二十六、直肠癌术前放疗，让患者免受造瘘之苦

当被诊断为直肠癌准备手术时，患者和家属最纠结的一个问题就是：是否能够保留肛门，这样手术以后患者能够像过去一样生活，免去了需要每天更换造瘘袋的烦恼。患者和家属往往会找许多医师咨询，大多数的低位直肠癌患者为了疗效只能接受切除肛门的结局。

在解剖上直肠起始于肛门直肠环，其解剖标志为肛门内括约肌，邻近齿状线，从肛门直肠环到肛缘这段结构的长度为 3 厘米左右。手术中只有肛门内括约肌得到保护，肛门的功能才能完整地保存，保肛手术才有意义。临床研究显示：直肠肿瘤向远端壁蔓延很少超过 1.5 厘米，直肠癌完全切除远端切缘仅需 2 厘米就足够了，因此，距肛缘 5 厘米以上的肿瘤可以做保肛手术。如果肿瘤距肛缘小于 5 厘米，手术就容易损伤肛门内括约肌，会导致大便失禁，患者术后的生活质量还不如造瘘术后。由于个体化差异，肿瘤距肛缘小于 5 厘米的手术成功的例子也有报道，但是一定要保证肿瘤远端距离肛门直肠环大于 1.5 厘米，否则肿瘤的复发率会明显增加。

在过去，经典直肠癌治疗的过程为：先手术治疗，然后根据手术情况分期，决定是否需要术后放化疗。近十几年来，随着放疗技术和化疗药物的发展，以手术为主的多学科综合治疗成为直肠癌治疗的标准方案。现在的直肠癌治疗，首先要通过医学影像诊断和局部活检来明确诊断和疾病的临床分期，然后根据患者的实际情况来进行个体化的治疗。经过系统和个体化的治疗，直肠癌的疗效也有了明显的提高，特别是由于术前放化疗的应用使低位直肠癌的保肛率增加了 2 倍，同时盆腔局部复发率降低了 50％。

最新的临床研究表明，术前放疗比术后放疗有更多的优势：可以使一部分中晚期直肠癌患者的临床分期下降，为原来不能手术的患者创造了手术的机会；提高了肿瘤的切除率；最重要的是为一部分低位直肠癌患者创造了成功的保肛手术机会。肿瘤术后局部的复发率能够明显降低，而且，由于术前放疗照射的直肠病灶周围大部分组织也被手术切除，所以因放疗引起的后期并发症反而减少了。但是在目前的临床工作中，还是有一部分需要术前放疗的直肠癌患者，由于

担心术前放化疗会耽误了手术的时间，匆匆忙忙地要求医师手术。有的不适合保肛的患者硬是要求医师做保肛手术，往往欲速而不达，错失最佳的治疗方案或者导致肿瘤局部复发，这时再后悔也来不及了。

（姚　原）

—— 专家简介 ——

姚　原

姚原，上海交通大学医学院附属第九人民医院放疗科主任医师，医学博士，从事放射治疗工作28年，有丰富的临床经验。主编《放射治疗技术》。参与编写《儿童实体肿瘤诊疗指南》《儿童肿瘤诊断治疗学》等4部专著。

二十七、直肠癌辅助放疗，为手术保驾护航

直肠癌术后辅助放射治疗是医生经常建议患者去接受的一项治疗，有些患者往往不理解："不是已经开刀把肿瘤拿干净了吗，为什么还要接受放射治疗？"

这个就要从直肠癌的特点讲起。直肠是一个管道样的结构，从里到外分好几层，主要有黏膜层，黏膜下层和肌肉层，上段还有浆膜。直肠癌往往起源于黏膜层，也就是管道的内壁，如果肿瘤生长在管壁内面，或还没有穿透管壁，单纯手术以后，肿瘤的局部复发率往往低于 10％。但一旦跑到管壁以外，或者有了淋巴结转移，这些患者即便接受了根治手术，局部复发率也会超过 25％。这是因为，一旦肿瘤突破直肠壁，尽管接受了手术，手术范围以外肉眼看不见的肿瘤细胞残留的可能还是很大，这是导致患者疾病复发转移和生存率降低的原因。

放射治疗就是一种给这些复发风险比较高的患者进行保驾护航的重要手段，以减少局部的复发和转移，提高患者的生存率。放射治疗是利用放射线杀灭肿瘤的一种方法。通过各种产生放射线的机器设备，把射线聚焦到手术后身体内最有可能残留肿瘤细胞的地方，经过一定剂量的照射，杀灭残留的肿瘤细胞，达到和手术联合、共同提高治疗效果的目的。

根据报道，肿瘤生长超出直肠管壁以外的患者，经过放化疗后，局部复发率可以由 25％降低为 10％～15％，而 5 年生存率则可以在原有基础上提高 10％。那么，究竟哪些患者需要接受手术后的放射治疗呢？

（1）肿瘤穿透了直肠管壁，长到了管道的外面，如果看病理报告，表述为：肿瘤穿透固有肌层达直肠旁组织，或肿瘤穿透腹膜脏层，或肿瘤直接侵犯或粘连其他器官，也有医生直接给出肿瘤分期描述为"T3"或"T4"，或者"Ⅱ期"。

（2）病理报告描述出现了淋巴结转移，或直接写："N1－2""N＋"或者"Ⅲ期"。

（3）由于各种原因，早期直肠癌（没有穿透管壁）接受了局部切除术，但存在高危因素：切缘阳性、淋巴血管受侵、病理分化差，又不能再次手术，应该接受术后放疗。

一般放射治疗可以在手术后的 4～8 周，大便成形后即可开始。如果是肛门

移位的患者,则应在伤口愈合后尽早开始放射治疗,越早对患者的好处越大。有时放射治疗还需要和化疗一起联合使用,可以提高疗效,但使用的具体方案和时间需要咨询专业医生。

接受手术后放射治疗的患者,要注意营养支持。特别是刚刚接受了肠道手术,对肠道进行放疗会出现一定不良反应,如腹泻、白细胞降低等。因此患者在放疗前要听从治疗和康复指导,主要保暖,忌食生冷油腻,减少粗纤维食品摄入,保证高蛋白质、高维生素饮食。治疗期间注意每周至少去主诊医生处随访一次,有问题随时咨询。患者应注意照射部位标识和皮肤的保护,定期复查血常规。

(林 清)

—— 专家简介 ——

林 清

林清,同济大学附属第十人民医院肿瘤放射治疗科主任,副主任医师。担任上海市医学会肿瘤放射治疗专科分会委员、上海市抗癌协会乳腺癌专业委员会委员、上海市抗癌协会鼻咽癌专业委员会委员。

二十八、走出前列腺癌"重手术轻放疗"的误区

前列腺癌是欧美国家男性最常见恶性肿瘤之一，在我国男性人群中的发病率也正在迅速升高。前列腺癌属于典型老年性疾病，年龄是肯定的危险因素之一。据美国癌症协会统计，70%以上的前列腺癌患者年龄大于 65 岁。此病发展缓慢，近 90%前列腺癌确诊时为局限期，因此通常不需要紧急处理。通过改进前列腺癌症的筛查，发现越早、越容易治愈，近 20 年来其死亡率大大下降。

治疗方法有手术、放疗(包括后装、粒子)、化疗、激素等治疗。由于前列腺癌发展缓慢，同时也应考虑患者自身的选择和对生活质量的要求，可以延缓或避免治疗而采用等待观察的治疗方法。但在国内，绝大多数的患者接受了手术切除的方式。多数人，包括部分经验丰富的非专科医生也存在着一个误区，那就是忽视了放射治疗的治疗价值。实际上，放射治疗在前列腺癌治疗中也具有非常重要的地位，在某些方面甚至优于手术治疗。

临床上要根据分期、侵袭性、症状的强度，同时也要根据患者健康状况、年龄和偏好，采取患者可接受的治疗方案。治疗可选择两种方案，一是观察；二是手术、放疗和/或近距离放射治疗、药物(激素)治疗。

(1) 手术：前列腺切除术是局部进展期前列腺癌治疗参考，手术可以切除前列腺和可能侵犯的淋巴结。

手术包括清除前列腺的肿瘤以及侵犯的精囊。前列腺切除术最好是患者年龄小于 70 岁，适应证主要是低危和中危组。手术方法有两种，即经典的开放性手术(由小腹处手术)和腹腔镜(几个小切口用于插入手术器械)，也可以有机器人辅助。事实上，癌细胞可以脱离前列腺而在附近的淋巴结积聚，然后侵犯盆腔淋巴结。外科医生通过清扫可以快速知道是否有淋巴结侵犯。然后切除前列腺和精囊，通过缝线把尿道连接到膀胱以确保排尿畅通。传统的前列腺切除术住院的平均时间大约是一周，而机器人辅助的腹腔镜手术约 4 天。

前列腺癌根治术的患者可能会遇到漏尿，尤其在用力时。随着时间的推移和康复训练，尿失禁通常会改善。关于性生活，前列腺切除术后会无射精，勃起往往比术前差，因此保留神经的手术是必要的。

（2）前列腺癌放疗：不论国内外的哪种指南中都强调了放疗的重要性。随着放疗技术的不断发展，放疗剂量的提高及与内分泌治疗的联合应用，前列腺癌的放疗疗效逐渐提高，现在已经达到了 80％ 以上的生化控制率，并且放疗在临床中的应用也越来越广泛。但是必须看到，放射治疗在我国并不普及，各地治疗水平也参差不齐，同时由于人们对放疗的认识欠缺，使得放疗在肿瘤治疗中的作用远未充分发挥，特别是在前列腺癌这一我国发病率相对较低的疾病。一些专业人士对前列腺癌放疗方法、疗效及在综合治疗中的地位认识不足，也影响了放疗的应用。

今天的放疗技术进步，能够在破坏肿瘤细胞的同时最大限度地保护邻近器官。照射由加速器产生的高能 X 射线，通过皮肤对患者的前列腺照射，破坏肿瘤细胞，这种治疗方法是无痛的。治疗的平均持续时间为 7～8 周，每周 5 次，每次约 15 分钟。常规照射剂量为 70～80 戈，每天 2 戈。

对于肿瘤局限于前列腺、无淋巴结和远处转移的患者，根治性放疗可以取得和根治性前列腺切除术类似的疗效，且近期不良反应明显低于手术治疗。如果前列腺病变侵及周围器官或组织，或者盆腔淋巴结出现了转移，手术治疗无法根治性切除肿瘤，目前放疗联合激素治疗是这些患者最有效的治疗手段，还可以取得 70％ 以上的长期存活率。此外，某些特殊情况下放射治疗也是首选治疗方案。比如年龄在 70 岁以上、预期寿命小于 12 年的早期前列腺癌，也可以不考虑做根治性前列腺切除术，建议行根治性放疗。肿瘤侵犯前列腺尖部，手术难以切除干净，这部分患者也应该优先考虑根治性放疗。对于晚期前列腺癌患者，可做姑息性放疗，以达缓解症状、控制尿血与疼痛的目的。

总之，前列腺癌的放射治疗已是一种成熟的治疗技术，科学合理的放疗可获得较理想的疗效，而并发症相对较少。随着放射物理学、放射生物学和计算机技术的进步，适形调强以及图像引导放疗的应用，将会使更多患者受益。

（蒋马伟）

—— 专家简介 ——

蒋马伟

蒋马伟，医学博士，中国抗癌协会儿童肿瘤专业委员会委员，中华医学会放射肿瘤治疗学分会近距离治疗学组委员，中国抗癌协会放疗专业委员会青年委员，上海市医学会肿瘤放射治疗专科分会委员。长期从事肿瘤放疗的临床、教学和研究，尤其擅长儿童肿瘤、头颈部肿瘤、盆腔肿瘤的放化疗及肿瘤的综合治疗，对三维及调强放疗有较深的造诣。

二十九、放疗是宫颈癌治疗不可或缺的手段

在世界范围内，宫颈癌是女性第 4 位常见的恶性肿瘤，中国发病率比发达国家高，年发病人数约为 9.8 万。人乳头瘤病毒（HPV）感染是致病原因，大约 95％病例伴有 HPV 感染，常规筛查能减少 70％发病率，但国内筛查不到 25％，50％新诊断病例是从不接受筛查的妇女。

宫颈癌的分期和治疗原则：治疗前必须对病人的全面评估，即"分期"。关于宫颈癌的分期，通用宫颈癌国际妇产科联盟（FIGO）分期法，由妇科检查和简单影像资料确定，可能导致评估不足，进而对不适合病例做根治术。目前规范的分期方法是除妇科检查以外，强调磁共振、PET/CT 等影像学检查。

宫颈癌是上世纪少有的能治愈的肿瘤，随着技术的进步，目前疗效进一步提高，并发症减少。放疗是宫颈癌治疗的主体（约占 80％），手术主要针对早期、欲保留生殖功能的病例（约占 20％）。对于早期病例，可首选手术，也可选择放疗，二者在疗效上没有区别。对于病灶大于 4 厘米或宫旁受累、淋巴结转移、脉管瘤栓、深肌层浸润都不适于手术，而应该实施放疗为主的同步放化疗。根据国内外宫颈癌指南，治疗目标是完全缓解，同时强调尽量减少不良反应和经济负担。与放疗同步的化疗以顺铂周化疗为主，不主张过度应用多种化疗药物。指南尤其反对做多次根治性治疗，因为这会导致并发症增加，放疗时卵巢功能受损。

（1）宫颈癌放疗新技术：宫颈癌放疗历史有 100 余年，经历镭疗、钴-60 机或普通加速器，以普通模拟机和骨性标记为主的传统定位，乃至现代的三维适行调强放疗、三维后装治疗、影像引导放疗等。常规放疗技术的缺陷表现在皮肤损伤、小肠直肠损伤及卵巢功能丧失，腔内照射耗时长、高剂量不能在三维空间很好覆盖肿瘤。近年来，新的放疗技术在我国应用范围逐渐扩大，图像引导的调强放疗显著减少了正常组织损伤，图像引导的三维近距离治疗保证肿瘤靶区获得精准足量照射。放化疗同步与单纯放疗相比，复发率和病死率明显下降。

（2）宫颈癌放疗的新理念：宫颈癌的生物学特征有别于其他恶性肿瘤，如多来源于鳞状上皮，中期以前以局部侵犯和区域淋巴结转移为主，远处转移少，对放疗化疗敏感性较高等。基于这样的特性，宫颈癌放疗的新理念有三个追求，即

追求治愈率、追求效价比好的治疗技术、追求保留功能的长期存活率。基于这种理念，应强化技术规范，如应用调强技术和三维近距离治疗技术，明确规定和实时追踪治疗靶区和临近靶区的危及器官，严格治疗流程的质控等。

（3）宫颈癌放疗面临的挑战：一是重视腹膜后淋巴结转移问题。腹主动脉旁淋巴结转移率随着分期的进展而逐步增加，是宫颈癌重要的预后不良因素。早期发现此类病变、给予精确放疗及联合治疗是重要的临床问题；二是巨块型宫颈癌的处理，除放化疗外还需要结合插植治疗；三是肺部转移挽救治疗，目前通过立体定向放疗结合化疗取得了较好疗效；四是功能影像的合理应用和功能开发，PET/CT(正电子发射计算机断层显像/计算机 X 线断层显像)早期发现转移性病变和评估肿瘤放化疗敏感性方面还有较大发展空间。

（王春刚）

—— 专家简介 ——

王春刚

王春刚，上海交通大学附属第一人民医院放疗科副主任医师，在应用调强放疗、立体定向放疗和三维后装放疗技术治疗泌尿系肿瘤和妇科肿瘤方面经验丰富。

三十、被夸大的放疗不良反应

　　随着肿瘤发病率的提高,越来越多的肿瘤患者需要在治疗的某一阶段接受放射治疗。放射治疗是利用放射线杀死肿瘤细胞,从而治疗恶性肿瘤的一种方法。70％～80％的癌症患者在治疗过程中需要用放射治疗,其中部分癌症可以依靠单纯放疗或放疗联合其他治疗而治愈。

　　大众虽然越来越多地获知放疗的作用和其有不可替代的地位,但仍然有人对放疗不良反应心存顾虑,有些患者甚至认为放射线很危险,从而拒绝放疗。认为放疗不良反应大实际上是一种观念上的误区,是对放疗不良反应的夸大或误解。所有癌症的治疗都会有一定的不良反应,但现代放疗的不良反应通常要比手术、化疗小得多。手术是肿瘤治疗的主要手段,但对机体的创伤性也比较大,包括麻醉风险、手术创伤和脏器功能减退等。化疗引起的全身反应包括恶心呕吐、乏力纳差、骨髓抑制等,都使得患者对于肿瘤的治疗手段带来的不良反应心有余悸,认为放疗也有较大的不良反应,担心自己承受不了,或对机体损伤太大。

　　对一些肿瘤来讲,手术和放疗的疗效相近,而且多数情况下,放射治疗所应用的范围比手术更加广泛。肺癌、前列腺癌、鼻咽癌、喉癌和早期食管癌等癌症,放疗都可以获得很好的治疗效果。还有一些患者及家属常常以为放疗和化疗一样,认为放疗也会引起呕吐、脱发、乏力、纳差等。这些都是对放疗不良反应的一种误解。放疗其实仅仅是一个无创的局部治疗手段,它带来的不良反应和射线所照射的区域内的组织相关。如果单纯是皮肤、肌肉、骨骼和血管等结构,放疗几乎没有什么太大的反应。但是照射头颈部、消化道等部位,黏膜反应会较大,可能引起咽痛、吞咽痛等不适。胸部照射可能会发生放射性肺炎等。大部分情况下,放疗不良反应轻微,即使不能接受手术和化疗的高龄体弱患者亦能耐受。

　　放疗有相应治疗区域的局部不良反应,但是现代放疗技术更加精准,可以避免和减少很多不良反应。放疗技术从20世纪初的深部X线到二维照射技术、20世纪90年代的三维适型照射技术,已发展到目前的调强放射治疗技术、图像引导放射治疗技术及质子重离子照射。现代放疗技术可以做到对治疗靶区高度适形,同时最大程度保护正常组织结构,从而进一步减轻了放疗不良反应。例如鼻咽癌放疗不良反应,既往传统技术条件下,绝大多数患者放疗后都会存在严重的口干症状。过去的技术把两侧腮腺全部包括在照射野里，极大地破坏了腮腺分泌唾液的功能，使得患者口干不可恢复、造成了生活质量的明显下降。现代放射治疗很少造成患者比较严重的损伤，包括放射性颞叶坏死、颞颌关节损伤导致张口困难等均较既往大大地减少了。

　　长久以来，人们对放疗的认识还停留在设备及技术不发达的时代，因此放疗不良反应被夸大和误解了。其实在肿瘤治疗中，放疗并没有那么可怕，但也不会没有损伤。哪些肿瘤适合放疗？什么时候进行放疗？具体有哪些可能出现的不良反应和风险，都与不同部位、不同类型的肿瘤及采取的放疗方式密切相关。每个患者都应听取医生的建议，详细了解自身的情况后再行评估和选择，切不可盲目害怕和抵制，从而延误了疾病的有效治疗时机。

（马秀梅）

—— 专家简介 ——

马秀梅

　　马秀梅，上海交通大学医学院附属仁济医院放疗科副主任医师，上海市医学会放射肿瘤治疗专科分会青年委员，上海市浦东新区肿瘤放疗分会副主任委员。在胸部肿瘤的综合治疗及放射性肺损伤的诊治方面经验丰富。

三十一、放疗为什么要与化疗相结合

众所周知，肿瘤细胞可怕之处就在于其生命力顽强，容易复发与转移。大多数肿瘤被发现时，肿瘤已经或多或少地发生了微小的转移，这些个别微量的肿瘤细胞可以发展成一团团转移灶，可谓是"星星之火，可以燎原"。正因为这种潜在的转移灶存在，单纯局部手术或放疗后，肿瘤复发的概率就非常高。现在，临床肿瘤专家通过大量实践证明，通过局部手术或放疗联合药物化疗来消灭部分"逃逸"的肿瘤细胞，可显著提高一些中晚期肿瘤，如直肠癌、食管癌、肺癌及头颈部肿瘤患者的生存率及生活质量。

放疗利用高射线能量对目标肿瘤或区域进行照射，达到杀死肿瘤细胞的目的，是一种局部治疗。化疗是利用药物进入体内后分布到全身各处，不仅杀灭可见的肿瘤细胞，对微小不可见转移灶也同样有很强的杀灭作用，是一种全身治疗。放疗联合药物化疗，既提高肿瘤局部控制率又降低转移率（或者延迟转移和复发）。放化疗联合应用一般有三种基本方式：①放疗前化疗；②放化疗同步进行；③放疗后化疗。如果身体情况许可，同步放化疗的疗效更好。

所谓联合治疗，一种治疗方法的优势要成为另一种治疗方式的劣势的补充，两种治疗的效果要产生叠加，而且不良反应不能叠加。大量研究表明，采用放疗联合化疗药物治疗部分中晚期肿瘤，具有以下好处：

（1）空间协同作用：放疗作用于局部及区域病变，化疗在预防远处转移的同时也作用于局部，放疗对于血脑屏障的影响也助于化疗药物的通透。

（2）时相协同作用：放化疗同步进行时，起到联合治疗的作用。

（3）增敏协同作用：紫杉类药物可使细胞同步于对放疗敏感的 G2/M 期，可增敏放疗。某些化疗药物对处于放射线抗拒的 DNA 合成期细胞具有选择性杀伤作用，两者联合可以互补。

（4）改善肿瘤乏养状态：化疗药物可以缩小肿瘤体积，改善血液循环，降低抗拒放射线的乏养细胞比例，提高放疗疗效。

进入 21 世纪以来，医学模式由单一的生物医学模式向"生物—社会—心理"模式的转变，为肿瘤临床的变革带来了深刻的影响。因此，国内外肿瘤专家一致认为单一治疗手段在肿瘤治疗上有不足，必须将现有的各种治疗手段综合起来，合理地结合应用到每一个肿瘤患者身上。根据患者的身心状况,肿瘤的具体部位、病理类型、侵犯范围(病期)、患者体质和发展趋向,结合分子生物学的改变,有计划地、合理地应用现有的多学科各种有效手段,以最适当的经济费用,取得最好的治疗效果,同时最大限度地改善患者的生存质量。

（姚　晖）

— 专家简介 —

姚　晖

　　姚晖,主任医师,副教授,硕士研究生导师,上海市杨浦区市东医院放疗科主任,上海市医学重点专科(肿瘤学)学科带头人,主要研究方向为乳腺癌、食管癌、肺癌及头颈部肿瘤的放疗、化疗和免疫等综合治疗。

三十二、立体定向放疗联合免疫治疗——肿瘤患者新希望

　　恶性肿瘤俗称"癌症"，不仅侵犯初发部位脏器或组织，还可能转移到身体其他部位生长，因此恶性肿瘤通常被认为是一种全身性疾病，也是目前人们恐惧它的主要原因。为战胜这一病魔，人类不断地研究和探索，许多方面都取得了新的成果和技术，立体定向放疗联合免疫治疗就是近几年兴起一种多学科综合治疗技术。

　　立体定向放疗（SBRT）是一种精确放疗技术，在 CT、磁共振等影像技术和计算机技术帮助下，采用多维照射技术治疗肿瘤。立体定向放疗通常门诊进行，每日一次或隔日一次，共照射 5～10 次，1～2 周内完成。立体定向放疗精准度提高，照射范围缩小，高效地杀灭肿瘤，有效减少了对肿瘤周围的正常组织的损害，大幅度减少了并发症的发生，为许多早期肿瘤、不能或不愿手术的患者带来了福音。随着临床应用和基础研究，发现立体定向放疗不但能高效控制肿瘤，还具有激活机体抗肿瘤免疫功能的作用，更为肿瘤治疗带来新思路。

　　恶性肿瘤的发病原因或诱因很多，但机体抗肿瘤免疫功能降低是肿瘤发生、进展和影响疗效的重要因素之一。我们身体正常的免疫系统具有抵抗感染和维持机体内环境的稳定、维持机体健康的功能，也就是说，当正常状态下身体受到外来感染或内部发生不良变化，免疫系统会接收到信号而启动，以多种方式清理这些病原菌或不良变化。身体出现的大部分疾病，都与免疫系统功能失常有关。近些年研究发现，机体发生恶性肿瘤，一方面是机体免疫功能障碍，另一方面肿瘤细胞也很狡猾，它能伪装自己，逃避免疫系统的识别，从而逃脱免疫细胞的追杀。目前肿瘤的免疫治疗都是在不同环节改善机体主动抗肿瘤的机能。如白细胞介素-2、干扰素等能刺激免疫细胞能力；细胞免疫疗法是改善机体免疫细胞数量和质量；靶向治疗（anti-CTLA-4 单抗，anti-PD-1 单抗）能提高免疫细胞的识别能力；免疫制剂（细菌等提取物）可以提高基础免疫能力；还有针对特定肿瘤的肿瘤疫苗等等。随着医学研究的发展和进步，肿瘤免疫治疗也逐渐成为综合治疗的主力军。大家都知道放化疗都会影响机体的免疫功能，所以患者放化疗同时使用提高免疫功能的药物，就能改善临床治疗效果。

医学研究发现，立体定向放疗能打破肿瘤细胞的伪装，使机体免疫系统更容易识别和杀灭肿瘤，联合免疫治疗如靶向治疗和免疫制剂等，可以同时杀灭或控制照射区和其他部位肿瘤细胞，临床应用于恶性黑色素瘤、肺癌等都取得很好疗效。目前国内外医学专家正在将这一技术应用于其他肿瘤和转移灶较少的患者，随着深入研究，立体定向放疗联合免疫治疗技术将为肿瘤患者治疗带来新的希望。

（乔田奎）

—— 专家简介 ——

乔田奎

乔田奎，主任医师，复旦大学附属金山医院肿瘤科主任，硕士生导师。上海市金山区拔尖人才、优秀学科带头人；兼任上海市医学会肿瘤放射治疗专科分会委员；中国医药教育协会腹部肿瘤专业委员会委员。在肺癌、食管癌等肿瘤放射治疗及综合治疗的临床和基础研究方面经验丰富。

CHAPTER TWO

2

问名医

放｜射｜治｜疗｜基｜础｜

1. 什么是放射治疗

放射治疗,简称放疗,俗称"照光"。此处的"光",既非可见光,亦非激光,而是指高能量的放射线。放疗就是利用高能量射线破坏肿瘤细胞的遗传物质DNA,使其失去再生能力,从而杀伤肿瘤细胞的治疗手段。

放疗与手术、化疗并列,是恶性肿瘤的三大治疗手段之一,被誉为"隐形的手术刀"。治疗的目标是最大限度地杀灭肿瘤细胞,同时最大限度地保护邻近的正常组织和器官。大约70％的癌症患者在治疗癌症的过程中需要用放射治疗,约有40％的癌症可以用放疗根治。放射治疗在肿瘤治疗中的作用和地位日益突出,已成为治疗恶性肿瘤的主要手段。此外,放疗也可用于少数良性疾病的治疗。

（丁　罡）

— 专家简介 —

丁　罡

丁罡,上海国际医学中心副院长、肿瘤中心主任。医学博士,主任医师,教授,博士生导师,主要研究实体肿瘤(肺癌、肝癌)的多学科诊治技术,特别是老年肿瘤的多学科诊治。

2. 放射治疗的原理是什么

放射治疗是利用高能量的放射线,聚焦于治疗区域,通过破坏肿瘤细胞的遗传物质DNA、细胞膜结构和/或肿瘤血管等,使其失去再生能力,导致肿瘤细胞死亡,从而控制和根除肿瘤。放射线包括放射性同位素产生的 α、β、γ 射线和各类 X 射线治疗机或加速器产生的 X 射线、电子线、质子束及其他粒子束等。放射线作用的生物原理是:任何形式的辐射,X 线或者 γ 射线,带电或者不带电粒子,被生物物质吸收后可以与细胞 DNA 直接发生作用,从而起到一系列导致生物变化的事件。此外辐射也可以通过间接作用，与细胞内的成分（特别是水）相互作用，产生自由基，经由自由基损伤细胞的 DNA 或其他结构。

（丁　罡）

3. 放射治疗是在医院的放射科进行吗

不是。放射治疗属于临床治疗项目，通常在医院独立的肿瘤放疗科进行，也有医院放疗科位于肿瘤中心内。肿瘤放疗科和肿瘤内科、肿瘤外科一样属于临床科室。医生接诊后对患者进行全面检查，明确诊断后，对符合放疗适应证的患者制定放射治疗计划，进行治疗。放射治疗的具体实施在放疗科的专设治疗机房中进行，全程由专业技术人员操作、监控，并有严格的隔离防护措施。放疗科医师同时也进行肿瘤相关综合性治疗以及后续随访。

（丁　罡）

4. 哪些肿瘤患者需要接受放射治疗

约 70％的恶性肿瘤患者在疾病发展的不同阶段需要接受放疗。对于一个具体的患者来说，需要根据肿瘤的类型、疾病的期别（早、中或晚期等）以及患者的身体状况等情况综合考虑，来决定是否放疗以及放疗的目的与方式。下表列出了临床上较常见的需放射治疗的恶性肿瘤。

● 适合放疗的恶性肿瘤

疾病部位	常见疾病
头颈部肿瘤	脑胶质瘤、脑转移瘤、部分脑膜瘤、鼻咽癌、喉癌、副鼻窦癌、口腔肿瘤、腮腺癌、甲状腺癌等
胸部肿瘤	肺癌、食管癌、胸腺瘤、肺内转移瘤等
腹部肿瘤	胃癌、肝癌、胰腺癌、后腹膜淋巴结转移等
盆腔肿瘤	直肠癌、前列腺癌、膀胱癌、肛管癌等
妇科肿瘤	乳腺癌、宫颈癌、子宫内膜癌等
其他肿瘤	淋巴瘤、精原细胞瘤、肿瘤骨转移等

（丁　罡）

5. 非肿瘤性病变可以进行放射治疗吗

放疗并不仅仅适用于治疗恶性肿瘤,部分良性病变也可以进行放射治疗。临床常见的使用放射治疗的良性疾病包括侵袭性纤维瘤病、绒毛结节滑膜炎等,可以预防其术后复发。此外,瘢痕增生的患者在瘢痕切除术后可进行预防性照射以减少再次瘢痕增生。下表列出了可考虑使用放射治疗的常见良性疾病。低剂量的放射治疗,具有抗增殖效应、免疫调节效应、抗炎效应和功能性效应。但鉴于放疗的远期不确定性效应,故对于在良性疾病中的应用需谨慎,严格掌控适应证。

● 适合放疗的良性疾病

疾病分类	疾病名称
眼部疾病	翼状胬肉、Graves(毒性弥漫性甲状腺肿)眼病、眶内炎性假瘤、老年性黄斑变性等
皮肤病变	瘢痕增生、足底疣、角花棘皮病等
血管瘤	皮肤血管瘤、中枢神经系统血管瘤、肝海绵状血管瘤、腱鞘炎和滑膜炎、纤维瘤病、嗜酸性淋巴肉芽肿、掌腱膜挛缩症等
软组织疾病	阴茎海绵体硬结病等
骨疾病	椎体血管瘤、异位骨化形成、动脉瘤样骨囊肿等
腺体组织病	男性乳腺增生、卵巢去势、腮腺瘘等

（刘永明）

— 专家简介 —

刘永明

刘永明,海军军医大学附属长海医院放疗科高级物理师。现任中国生物医学工程学会医学物理学分会常务委员,上海市医学会肿瘤放射治疗专科分会委员,全军放射治疗学会放射物理技术专业分会常务委员,中国医学装备协会放射治疗装备与技术专业委员会委员。主要研究方向为肿瘤放射治疗计划设计与验证。

6. 放射治疗的种类有哪些

放射治疗根据所采用的射线种类、照射方式、硬件设备和治疗目的可有不同的分类方法：

（1）按射线种类：X 射线，γ 射线，粒子射线（质子、重离子、中子）等。

（2）按照射方式：内照射，外照射。

（3）按治疗设备：加速器，断层螺旋，γ 刀，射波刀，质子重离子等。

（4）按治疗目的：术前放疗、术中放疗、术后放疗、根治放疗、姑息放疗、急诊放疗等。

（刘永明）

7. 什么是内放射治疗

内放射治疗也称近距离放射治疗。通过传输设备如针、导管或其他运输工具，将放射源直接放入肿瘤内部（粒子植入），或放入肿瘤邻近管腔（气管、食管、阴道等）进行照射。照射的范围仅限于肿瘤病灶或/和病灶周围有限的区域，因而对身体其他部位的影响很小。内照射所用放射源的射线射程短、穿透力低，因此肿瘤可以得到较高的剂量，而肿瘤周围的正常组织受辐射量低。因此，有利于保护这些组织。

内照射治疗过程时间短，仅需数次操作植入即可。医生可以使用近距离放射治疗来治疗多种类型的肿瘤，如前列腺癌、宫颈癌、子宫内膜癌和鼻咽癌残留等。但内放疗放射源需要由医生以创伤性方式植入，操作具有一定复杂性。另外，内放疗的放射剂量分布不均匀，容易造成热点（过高剂量区）和冷点（过低剂量区），增加肿瘤残留和复发危险。放射源植入后，短期内对于周围人群及环境有一定的放射污染。多数情况下，内照射仅作为外照射后的补充治疗应用，通常不单独应用。

（刘永明）

8. 什么是外放射治疗

外放射治疗是指辐射源在体外，射线经过人体体表进入体内到达需治疗的区域。辐射源可以是钴-60γ射线源,或电子直线加速器(X线和电子束),或回旋加速器(质子或重离子)。相对于内照射而言,外照射属无创性治疗,但需遵循严格的治疗流程,包括患者摆位固定、医生确定治疗范围和剂量、物理剂量计算以及治疗质控等,其在治疗区内的剂量分布均匀,因此对需要照射的区域覆盖更全,不易遗漏病灶。在操作上更容易进行质量监控,对肿瘤局部控制效果更佳。接受外照射的患者在走出机房后,身上不带放射性,对周围人群及环境无影响。其缺点是疗程通常较长,根据不同病情,需要2～6周不等的时间。

(刘永明)

9. 什么是直线加速器

直线加速器是放射治疗的最常用设备,外观呈 L 形。该设备利用高频电磁场将带电粒子加速后轰击其内部安装的金属靶,以产生高能(兆伏级)的 X 射线。射线束经过准直和多级调制后由机器内引出,对患者的特定病灶予以照射。直线加速器也可以产生电子束,实现电子束照射。直线加速器是目前应用最广的放疗设备,在剂量分布计算、放疗计划制定到治疗精确实施等各方面技术最为成熟且经验积累最丰富。最新的直线加速器都配有先进的影像引导设备,如 CT(电子计算机断层扫描)、MRI(磁共振成像)或超声,能够让医生在治疗的同时观察病灶,实现精确"狙击"肿瘤的治疗效果,在保证基本的放射治疗的基础上,可以有效实施放射外科手术等高精度放射治疗。

(刘永明)

10. 什么是螺旋断层治疗

正如其名称一样,螺旋断层放疗设备外观与放射科所用的螺旋 CT 相似,其内使用一个安装于环形机架内的 6 兆伏直线加速器。螺旋断层放疗(HT)是实施调强放射治疗的系统之一,从 360 度聚焦断层照射肿瘤,靶区适形性佳,剂量分布均匀,使正常组织及器官得到最大限度的保护;患者固定于治疗床上,可随治疗床连续移动,同时机架保持连续旋转,实现不间断的连续治疗。目前螺旋断层放疗已用于治疗位于多个解剖部位的肿瘤。对于某些需大范围照射的疾病(如全脑、全脊髓照射)或全身照射特别有优势。

除了其独特的实施技术外,该系统中高度整合了兆伏CT(MV-CT)影像采集功能，可以为治疗提供高效的图像引导放射治疗功能，每次放疗前在治疗机上进行 CT 扫描，确认治疗体位在三维空间上与治疗计划一致后再行放疗，从而保证了治疗的精确性。可在每次治疗后推算出肿瘤接收到的剂量，及时调整后续的治疗剂量，从而保证治疗剂量的准确性。

（刘永明）

11. 什么是射波刀

　　射波刀，又称"立体定位射波手术平台"，又称"赛博刀"、"网络刀"或"电脑刀"等，于 20 世纪 90 年代在美国斯坦福大学研发成功。射波刀使用一个安装于工业机器人臂上的直线加速器，治疗床可以采用传统式或机器人式，治疗室中的 X 线成像系统由安装在天花板上的两个摄像头和安装于斜对面地板上的非晶硅探测器组成。影像系统可将实时影像以 2D 或 3D 的形式与数字重建影像（DDR）进行融合，从而以接近于实时的速度判断患者的位置变化，并在治疗过程中对患者的移动予以即时校正。射波刀的应用是传统立体定向放射外科（SRS）技术的重大转变。传统的 SRS 治疗系统应用固定机架进行等中心照射。剂量适形通过"球形打包"治疗计划技术实现的，该技术在靶区内创建多个球形或椭圆形的剂量分布区。射波刀应用的单臂机器人可以对靶区内的任意点实施照射，这种非等中心照射可以实现更佳的剂量适形，同时不会损害剂量分布的均匀性。此外，由于射波刀治疗时无需骨性固定，可以对脑部以外的肿瘤实施放射外科手术治疗。

（刘永明）

12. 什么是伽马刀

　　伽马刀的全称是伽马射线立体定向放射治疗系统。它并不是真正的手术刀，而是一种融合现代计算机技术、立体定向技术和外科技术于一体的治疗性设备。在不同的角度和方向排布多个钴-60 射线源，这些源发出的伽马射线（γ 射线）几何聚焦于病灶，一次性、致死性地损伤靶区内的组织，而射线经过人体正常组织几乎无伤害，并且剂量锐减，因此其治疗照射范围与正常组织界限非常明显，边缘如刀割一样，人们形象地称之为"伽马刀"。在治疗头部肿瘤时，将多个钴源安装在一个球形头盔内，使之聚焦于颅内的某一点，形成一窄束边缘锐利的

γ射线，射线汇聚于病灶形成局限的高剂量区来摧毁病灶。主要用于颅内小肿瘤，如听神经瘤、垂体瘤、脑膜瘤、松果体区肿瘤、淋巴瘤等，一些功能性疾病如三叉神经痛等疾病也可考虑伽马刀的治疗。

（许　青）

—— 专家简介 ——

许　青

许青，复旦大学附属肿瘤医院放射治疗中心技术组组长。担任中华医学会放射肿瘤治疗学分会第七、八届委员会委员，中华医学会放射肿瘤治疗学分会放射治疗学组副组长等。

13. 什么是质子和重离子治疗

质子和重离子技术是放疗中的一种，是国际公认的放疗尖端技术。质子和重离子同属于粒子线，与传统的光子线不同，粒子线可以形成能量布拉格峰。这一特点使得能量释放更集中，更有利于肿瘤的高精度治疗，同时有助于减少对健康组织的伤害，实现疗效的最大化。与此同时，重离子更有生物学上的优势。它直接对脱氧核糖核酸(DNA)双链进行不可修复的破坏，对于普通光子射线不敏感的乏氧癌细胞，重离子射线同样可以破坏其 DNA 双链，导致不可以修复。因此可以杀灭对普通放疗不敏感的肿瘤。

（许　青）

14. 怎样在不同的放射治疗方式中进行合理选择

没有最好的设备或绝对完美的治疗方式，最好的或最高级的治疗设备并不一定是最合适的。对特定患者应根据具体情况选择适合的设备和个体化的治疗方式，是否或如何进行放疗应该咨询肿瘤放疗科医生，有经验的肿瘤放疗科医生会对患者的病情进行全面的分析，在结合总体身体状况的基础上给予合理的建议，根据肿瘤的类型、分期、分型等特点结合患者本身的情况来选择和制定最合适的治疗方式和方案。当然，患者还需要考虑到治疗费用的因素。目前来看，单病种治疗，质子重离子的治疗费用最高，加速器治疗的费用最低。

（许　青）

放射治疗流程与疗程

15. 放射治疗流程包括哪些步骤

在临床工作中，会遇到很多患者朋友询问："大夫，现在我们在干什么？"接下来讲一讲放射治疗的流程：

（1）制定治疗方案：放疗前，医生对患者进行全面的病情问诊、体检、辅助检查后完成临床诊断。根据患者病情，制定放疗方案，包括照射什么范围、一共做多少次、共多少剂量、放疗同时是否要使用化疗药物、放疗期间患者要注意什么，是否要进行什么检查等。

（2）体位固定及模拟定位：确定放射治疗方案后，由医生、放射物理师、治疗师根据患者具体情况选择合适的体位（重复性好、固定性好、舒适度好）制作固定模具，进行 CT 扫描，获得影像信息，为医生勾画靶区、制定治疗计划做好准备。在此过程中患者需要配合医生，尽量以放松的姿势进行摆位，以确保以后每次治疗中都能重复出同样的姿势，保证放疗的准确性。

（3）影像学资料初步处理及勾画靶区：物理师接收图像进行三维重建，由医生进行靶区勾画（将要接受射线照射的范围），及靶区周围的危及器官（照射范围周围的正常器官组织，以便保护）。

（4）计划设计和评估优化：医生勾画完靶区后，由物理师进行射野设计，计算与优化剂量分布，以期达到最佳治疗效果。

（5）计划的验证：放疗前的最后一步工作，包括放疗中心位置验证（复位）、射野验证和剂量验证，由物理师、剂量师共同完成。

最后确保准确无误后，我们就可以实施放疗，具体的设备操作由治疗师负责。

（许 青）

16. 放射治疗过程中都有什么人员参与

　　放射治疗是一个团队性工作。如同手术一样，手术需要医生、麻醉师和护士等的共同参与配合，而放射治疗的全过程需要肿瘤放疗医师、放射物理师和治疗师所组成的团队紧密合作，才能实现治疗的安全、精准和可靠。在这个团队中，放射肿瘤医师全面负责患者的治疗，他们不但决定患者是否放疗，还需要制定患者的详细治疗方案（单纯放疗，或是放疗联合其他治疗等）、观察及处理放疗中不良反应，以及放疗后患者的随访等。放射物理师的主要工作是根据医师的要求制定出可行的放疗方案（射线入射的角度、每个角度射线的剂量等），并验证放疗方案的安全性和可行性。此外，物理师还负责治疗设备的日常质控，确保治疗设备的稳定性和可靠性。治疗师，通常又称为技术员或技师，负责治疗设备的操作，严格按照医生的要求和治疗方案为患者进行每日的治疗。

（许　青）

17. 什么是放射治疗的模拟定位

　　模拟定位是整个放射治疗流程的第一个环节，是患者进行放疗的第一步。在模拟定位中，根据患者肿瘤部位选取相应的体位，然后采用相应的装置进行体位的固定。在后续的放疗过程中，要每日重复这个体位，因此模拟定位时尽量选取重复性好的体位。在患者皮肤上画好摆位中心，根据相应的部位在固定装置上标记好参考中心。然后通过影像设备（模拟定位机）获取图像，获得的图像会包括肿瘤的位置、大小、形状以及周围的重要组织结构等信息。通过获得的图像，医生进行靶区的勾画、计划的设计等一系列过程。

（许　青）

18. 放射治疗时如何保持患者的体位固定

　　放射治疗过程中患者必须保持静止和稳定。所谓"失之毫厘，差之千里"，少许的位置移动，可能会导致治疗疗效的降低和不良反应的增加。此外，由于需要患者在治疗床上平躺 5～10 分钟，有时甚至更长时间，舒适的体位有利于患者保持姿势。鉴于这些原因，为了保证治疗过程中患者的舒适度和体位固定,针对不同的治疗部位,通常会采取不同的体位固定措施,包括真空垫和塑形膜等,其目的都是为了更精准地治疗。例如照射头颈部的患者,使用头部塑形膜固定效果更好,背部不适或胸腹部放疗的部分患者会使用真空垫。除此以外,放疗时的固定器材还有很多,如乳腺患者使用的乳腺托架和臂托、脚垫等。

(许　青)

19. 为什么有些患者皮肤上会画有标记线

放射治疗如同远程射击打靶,射击的准确依赖靶心的坐标位置信息。

放射治疗模拟定位环节中,患者固定好体位后,医生会在患者皮肤上(或在定位器具上)用墨笔(黑色)画上十字线,在十字的中心部位贴上铅点,作为初始的参考坐标进行后续的放疗计划制定。

第一次治疗时或复位时,将采集到的复位影像和定位影像进行匹配,根据坐标偏移数据重新画十字线(红色)作为实际治疗坐标。后续的每次治疗均根据红色十字线进行患者的摆位。因此,标记线非常重要,在整个治疗过程中必须保持清晰,切勿洗脱"标记"。

如果颜色变淡,应请医生补深。不建议患者自行勾画此标记线,以免勾画错误导致治疗失误。若特殊情况下来不及由医生勾画,可自行用圆珠笔描深颜色,但切记在下一次治疗前告知医生或治疗人员。

(白永瑞)

20. 放射治疗过程中需要麻醉吗

外放射治疗不需要麻醉。常规外放射治疗过程中无任何痛苦,且现代放疗技术使得治疗用时很短,绝大多数人可以耐受。对于不能自控的儿童或因疼痛或意识状态异常无法保持体位固定不动的患者,则可考虑放疗前使用止痛药物或镇静药物,达到让患者在治疗过程中安静镇定的目的,保证治疗的安全。

内放射治疗,特别是插植放射治疗则需要局部浅表麻醉,以减轻患者的疼痛和局部不适。

(白永瑞)

21. 放射治疗过程中会有疼痛或其他不适感觉吗

　　常规外放疗利用来自体外的射线进行治疗，患者只需根据技师的安排躺于治疗床上即可。整个治疗中（直线加速器单次治疗时间通常不超过 10 分钟）无任何不适或疼痛感觉，与通常的 X 线检查（胸片或 CT 检查等）相似。而内放疗或插植或后装放疗，由于需经腔道或直接组织穿刺置入放射源，属于创伤性操作，因此会引起局部疼痛或不适，但多数患者可经局部麻醉或口服药物得以很好控制症状，不至于影响患者的生活质量。

（白永瑞）

22. 如何确保放射治疗实施的精确性

　　放射治疗实施的精确性涉及放疗的全流程，任一环节的失误都影响治疗的精确性。这些环节分为三个部分，即患者模拟定位、治疗计划制定和影像引导治疗。医生评估患者的放射治疗适应证后，就需要根据病情给患者制作体模或者头部、头颈肩面罩等，来固定患者的体位，保证每次治疗时体位的高度重复性。固定体位后，对患者进行 CT 扫描，获得患者的解剖影像学资料三维坐标系统，可以通过局域网传至肿瘤放射治疗中枢——治疗计划系统（TPS）。治疗计划系统是一套计算机模拟工作站，每个 CT 扫描之后的患者，都可以在这个工作站上重建出与其身体结构一模一样的"假体"，并能够清楚观察到肿瘤的具体大小、形态和三维空间位置，然后用模拟的直线加速器对着这个三维"假体"进行虚拟照射，反复规划射线的入射路径，精确计算肿瘤所要受到的照射剂量，最后经评估合格后，治疗计划就完成了。完成后的治疗计划数据通过网络传送给治疗室内的直线加速器或其他治疗设备。患者在技师的帮助下，在治疗床上准确摆好体位，再通过机载的影像系统确认位置的准确性。待一切确认后，即可实施精准的放射治疗。

（白永瑞）

23. 通常放射治疗需要几个疗程

　　放疗与化疗不同的一点是放疗只有一个疗程，而化疗通常数个疗程。化疗通常是在一个疗程结束后，患者休息数周（2～3 周），再进行下一个疗程的治疗。

根据治疗目的和治疗方式的不同，放疗的疗程可能持续数天至数周，如前列腺癌和鼻咽癌的放疗可能需要 6 周甚至更多的时间，而骨转移的止痛治疗可以在一周内完成。常规外放射治疗每周治疗五次，即周一到周五每天进行，周六和周日休息；每次治疗的时间仅为几分钟。对于某些特殊治疗技术，如大剂量的肺部立体定向放射治疗、体部立体定向放射治疗、立体定向放射外科治疗或后装治疗，或在特殊设备上进行的治疗(如断层螺旋治疗或质子重离子治疗等)，每次治疗的时间可能会较长。对于每个患者，放疗医生都会根据病情特点进行个体化的疗程设计。因此，同样的疾病，不同患者的放疗方案可能会有差异。

(白永瑞)

24. 放射治疗开始后，可以暂停一段时间吗

如前所述，放疗不同于化疗的多疗程治疗。放疗属于单疗程治疗，要求患者连续接受疗程内安排的治疗，只要患者的一般状况允许，不提倡暂停放疗。研究已经显示，暂停放疗不但会无谓地拖长治疗时间，而且影响对肿瘤的治疗效果。除非特殊情况下，如患者极度虚弱或血象严重下降(白细胞低于 2.5×10^9/升)，或高热过 38.5℃时，医生才会建议暂停放疗。除此之外，因患者个人的事务性原因需要暂停放疗，一定要详细询问主诊医生，获得同意后才可以暂停。

(白永瑞)

25. 为什么放射治疗前需要签署知情同意书

知情同意书是患者基于医务人员提供的详尽解释，包括治疗方案的益处、风险及可能的变通方法，对医学治疗手术操作等的书面认可。签署知情同意书的宗旨是保证医护人员尽到向患者提供应有信息的义务，患者对治疗做出合理决定。所有的医学治疗都存在不确定性，这些不确定性包括疗效的不确定性和毒性的不确定性。尽管医生尽可能地考虑到各种因素以保证治疗的获益，但这些不确定性的存在和患者的个体差异，导致同样的治疗可能在不同的患者中疗效和毒性的差异，不一定如治疗前所预期。而且与化疗和手术一样，放射治疗属于不可逆性治疗。因此，确保患者(及其家属)在治疗前充分理解治疗的效益和风险是非常必要的。

(白永瑞)

26. 患者需要住院才能接受放射治疗吗

放射治疗本身非常安全,大多数的患者都不需要住院,每天可按预约的时间前来放疗科门诊部接受治疗。部分患者由于治疗的需要,可能需要住院治疗或观察,主要包括以下几种情况:

(1) 患者需要接受同步静脉药物化疗。

(2) 放疗初期需要观察患者对治疗的耐受情况及病灶对放疗的反应情况。

(3) 放射治疗疗程的后半段,患者逐渐出现一定的不良反应,需要入院积极对症治疗。

总之,如果住院治疗对患者有更多的好处,放射医师会告知患者。

(白永瑞)

27. 放射治疗开始前需做什么准备工作

放疗前的准备工作可以分为两个方面:即患者的准备和医生的准备。

(1) 患者的准备主要包括心理上的准备和工作生活上的安排。前者重点在于认识到放疗是整个治疗的重要一环,是一个连续的过程,安全和平稳地完成放疗疗程对于疾病的预后非常重要;后者的重点在于确保患者不为工作或生活上的其他事物影响治疗的计划,确保治疗的顺利完成。其他具体到不同部位肿瘤放疗前的患者准备要求,可参见后续相关肿瘤的专门介绍。

(2) 医生的准备则非常复杂,包括对患者的 CT 模拟定位、放疗计划的制定及靶区勾画、放疗计划的设计、放疗计划的评估、对患者的治疗复位和预约放疗等。

(白永瑞)

28. 放射治疗期过程中患者需要注意什么

在整个治疗过程中,患者应尽可能保持正常的生活,积极配合医护人员做好治疗前的准备工作及放疗中及结束后的随访。同时,下面的小贴士也许会对康复有所帮助:

(1) 清洁口腔,如有坏牙、齿槽脓肿、牙周炎等,应治疗后再行放疗。养成经常漱口、刷牙的习惯，每次饭后用软毛牙刷刷牙。

（2）积极治疗头颈部及五官的感染灶，如毛囊炎、疖肿、副鼻窦炎、口腔炎、咽喉炎、中耳炎等。

（3）放疗前或放疗中应积极治疗贫血、粒细胞和血小板减少。

（4）放疗前和放疗中应戒烟、忌酒、防治感冒、保护皮肤、避免感染。

（5）放疗前以及放疗过程中应避免妊娠，有严重妇科疾病患者应积极治疗。哺乳期患者应中止哺乳。

（6）注意保护医生设置的放射野或标记线，不要用肥皂、酒精擦洗，以免擦去后影响照射时的准确性。

（7）每次照射前，应严格遵照医生、技术员摆的体位姿势，不能随意变动，以免损伤正常组织。

（8）放射过程中，应吃高蛋白质、维生素较高的食物，补充营养，提高机体抵抗力。

（白永瑞）

29. 为什么放疗期间反而感觉症状加重了

放射治疗与药物治疗相似，是通过杀伤细胞后肿瘤收缩、吸收获得治疗疗效和症状改善。因此肿瘤的收缩和吸收需要一定的时间才能体现出来，这与手术不同。在某些肿瘤放疗过程中，患者甚至出现症状加重的现象，这是由于放疗过程中肿瘤细胞被杀伤的同时，肿瘤组织内的血管也会出现损伤，导致肿瘤组织的充血水肿，使得肿瘤的体积反而较治疗前增大，从而导致症状出现一过性的加重，包括某些肿瘤标记物也会一过性升高，这是放疗过程中的正常反应。随着治疗的进行，肿瘤实质成分的缩小和水肿的减轻，症状会慢慢减轻，肿瘤标记物会逐渐回落。这种情况常见于存在梗阻性症状的肿瘤如食管癌、前列腺癌和有神经压迫症状的脊柱转移肿瘤中。

（白永瑞）

30. 放射治疗后需要注意什么

肿瘤患者在放疗后根据肿瘤的部位应进行相应的检查，以便判断治疗效果，并对新出现的问题予以处理。由于一部分正常组织的损伤呈迟发性慢性放射损伤,肿瘤对放射线的反应也需要一定的时间才能观察到,在放射治疗结束时,对以上问题难以得出即刻的准确判断,因此必须在放射治疗后根据具体情况按医嘱定期复查。一般来说,在放疗结束后1、3、6个月进行复查,以后每半年或一年复查一次,这样可以对放疗后不同时期出现的症状及问题作出及时的处理。放疗结束后,患者应按医生的意见远期随诊,到原治疗医院复查,或在附近医疗单位检查,并把结果寄给原治疗医院,请医生提出意见。

（白永瑞）

放射治疗与其他治疗

31. 什么样的肿瘤需要术前放疗

术前放疗的作用是缩小肿瘤体积、为手术创造条件，减少转移，减少癌细胞进入血管内的机会。一般是先进行放射治疗，放疗结束后再进行手术，也有在术前几天进行一次或几次放射治疗，这样可以提高手术的切除率和患者的生存率，而且术前放疗并不增加手术感染、不影响愈合等。例如，对直肠癌患者来说，是采取根治术切除肿瘤还是保留肛门，是一个艰难的选择，主要原因是直肠肿瘤距离肛门比较近。有研究证实，术前放疗一般可使局部复发率降低 10％ 左右，显著减少远处转移。即使出现复发，在时间上也明显向后推移，还可使 5 年生存率提高 10％～15％。它与手术、化疗三者配合的综合治疗越来越普遍，为不同病种、阶段、程度的恶性肿瘤患者提供更科学、合理、有效的诊治。

（蔡　钢）

32. 什么样的肿瘤需要术后放疗

术后放疗用于手术切除不彻底而残存病灶者，或按肿瘤发展规律有癌存在可能，或敏感性肿瘤与恶性度高的肿瘤。在手术中对可疑残留区，应用金属夹子标记，详细记录在案，便于放疗定位参考。关于术后放疗开始的时机，各类型肿瘤稍有不同。例如胃、直肠肿瘤一般在术后进行 1～2 个疗程化疗后开始术后放疗，然后再完成全部的化疗疗程。而乳腺癌一般在术后化疗疗程全部完成后，再开始放疗。而脑部胶质瘤，则于术后 1 个月左右，伤口愈合后尽快开始。需要注意的是，对于术后切缘阳性、肿瘤残留的患者，术后放疗更需尽早进行。具体请听从医生的建议。一般而言，术后辅助性的放疗，应根据医生建议的时机，在身体健康允许的情况下尽早进行。切勿自行拖延，以免降低疗效。

（蔡　钢）

33. 放疗与化疗有何差别

放疗和化疗的差别包括以下几点：

（1）放疗是局部治疗，化疗是全身治疗。放疗和手术均属于局部治疗，对局部的病灶予以高强度的针对性治疗；而化疗属于全身性治疗。

（2）放疗是用电离辐射局部照射从而杀死肿瘤细胞，化疗是静脉注射或口服药物，通过血液把化疗药物送往全身各处，从而杀死肿瘤细胞。

（3）放疗的不良反应明显小于化疗。放疗的不良反应主要体现在局部治疗区域，而化疗则为全身性毒性，如呕吐、腹泻、骨髓抑制、脱发等。以脱发为例，放疗也可能造成脱发，但仅限于头部放疗的患者。

（4）放疗为单疗程治疗，化疗则为多疗程治疗。

（5）放疗可为姑息性，也可以根治性；化疗则均为姑息性治疗，单纯化疗的肿瘤控制效果有限。

（蔡　钢）

34. 什么是同步放化疗

同步放化疗指的是同时接受化疗及放射治疗，用小剂量化疗加强放射线治疗的效果。"同步"即"同时"之意，是在放射治疗的疗程中按每周，或按三周或四周一次的节律给予化疗，以增加组织对放射线的敏感度。放化疗同时使用，可以达到"1＋1＞2"的效果。如进展期的肺癌、食管癌、宫颈癌、颅内胶质母细胞瘤等，如果患者一般情况允许，均推荐进行同步放化疗。

（蔡　钢）

35. 什么是序贯放化疗

序贯放化疗是另一种形式的放疗与化疗联合应用。"序贯"即"先后相继"之意。与同步放化疗不同，序贯放化疗方案中放疗和化疗先后应用，或者是先行化疗，待化疗疗程结束后再开始放疗，或者是放疗先行，待放疗结束后，再开始化疗。常见的需要序贯放化疗的肿瘤包括乳腺癌，通常先行 6～8 个周期的化疗后，再进行放疗。相对于同步放化疗，序贯放化疗的不良反应相对较轻。

（蔡　钢）

36. 放疗可以与靶向治疗联合使用吗

可以。由于分子靶向治疗在肿瘤治疗中的地位日益提高，最近报道了一系列的联合靶向治疗和放疗的临床试验。

近十年的肿瘤治疗实践显示：分子靶向治疗在治疗晚期肿瘤方面显示了有效性，在某些肿瘤的疗效并不比化疗差，而且治疗的不良反应显著降低，从而证明了靶向治疗肿瘤的可行性与有效性。放疗和靶向治疗的作用机理不同，因此放疗和靶向治疗的协调性可能更多体现在相加方面，即 $1+1=2$。当然，已有研究显示靶向药物有放疗增敏作用，从而产生"$1+1>2$"的效果。

（蔡　钢）

37. 放疗过程中可以使用中药吗

由于中药成分复杂，与放疗同时使用时，对放疗疗效的影响以及不良反应都存在不确定性，因此放疗过程中一般不建议使用中药。特别需要强调的是，避免在放疗时使用一些毒性较大的"以毒攻毒抗肿瘤"中药。临床上有患者在放疗过程中自行服用中药导致放疗不良反应加剧而不得不中断治疗。患者如果服用中药，一定要告知自己的放疗医生，以评估相应的风险。放疗后，如果患者体虚，需要调理，则可于中医科就诊。

（蔡　钢）

38. 放疗可以与其他新型的治疗手段联合使用吗

放疗与其他新型的治疗手段（如免疫治疗、细胞治疗）的结合还未大量应用于临床治疗，但局部放疗与全身免疫系统之间的相互调节作用使放疗与免疫联合治疗成为可能。大量相关临床试验正在开展，探索最佳的放疗分割模式与总剂量、最佳的放疗部位、合适的免疫疗法以及最佳的联合时机，相信在不久的将来免疫治疗将使放疗这种古老的抗癌疗法焕发新生。

（蔡　钢）

放｜射｜治｜疗｜技｜术｜

39. 怎样看放射治疗记录中的常用英文缩写

放射治疗记录中常见的英文缩写包括：Gy，cGy，Fx，CRT，IMRT，IGRT，SBRT 等。

1. Gy 和 cGy(戈和厘戈)：放射线吸收剂量的单位(1 Gy＝100 cGy)，吸收剂量表示放射线(电离辐射)给予单位质量物质的能量。

2. Fx：代表放疗的次数。

3. CRT：适形放疗，是根据照射部位(靶区)的形状，通过多叶准直器(MLC)修饰射线出束形状来进行放疗的技术，使正常组织和器官被遮挡住，免受不必要的照射。

4. IMRT：调强放疗，根据照射部位(靶区)的三维形状，射线从多个不同的角度进行照射，每个角度的射线强度和射束形状都相应调整，使射束形状与肿瘤形状匹配，同时使得靶区内剂量均匀。

5. IGRT：图像引导放疗，即是在影像图像引导下进行的放疗。IGRT 可以纠正放疗期间摆位、器官运动、肿瘤体积变化带来的误差，实现精准放疗。

6. SBRT：体部立体定向放射治疗，又称立体定向消融放疗(SABR)。它最常用于局限的单个小病灶的治疗，例如肺、肝等部位的恶性肿瘤及转移灶。该技术采用高的单次剂量(通常每次 6 Gy～20 Gy)，一般治疗 3 至 8 次，每日 1 次或隔日 1 次，整个治疗可在 1～2 周内完成。

（胡伟刚）

—— 专家简介 ——

胡伟刚

胡伟刚，博士，副研究员，硕士生导师。复旦大学附属肿瘤医院放疗中心副主任，上海市放疗质控中心秘书。

40. 什么是适形放疗

适形放疗的字面意思就是与形状相适配的放疗。适形放疗是放疗技术进步的一个里程碑，标志着放疗由二维"模糊"治疗时代（"狂轰滥炸"）向三维"精准"治疗时代（"定点清除"）的发展。基于三维影像（CT、MRI）的适形放疗计划可以根据需要治疗的肿瘤区域的形态合理地设计方案，在有效治疗靶区的同时，尽可能地降低对正常组织的照射。随着技术的发展，在适形放疗的基础上进一步发展出了调强放疗和图像引导放疗等等更新的技术。可以说，现在临床上所使用的放疗技术都是以适形治疗为基础的。

（陈　刚）

41. 什么是调强放疗

调强放疗，即强度调制放疗（IMRT），是在适形照射基础上发展的放疗技术，在保证解剖形状匹配的前提下，实现照射剂量的均匀性。根据照射部位（靶区）的三维形状，射线从多个不同的角度进行照射，每个角度的射线强度和射束形状都相应调整，使射束形状与肿瘤形状匹配，同时使得靶区内剂量均匀。简而言之，就是照射后剂量分布的范围和需要照射的部位从形状上相符，并且内部剂量均匀，没有特别高和特别低的点，既不会过度照射，也不要照射不足。

（陈　刚）

42. 什么是四维放疗

患者在放射治疗实施过程中虽然被很好地固定，但是器官内部依然是在"不停地运动"的。四维放疗就是在三维技术基础上，再加上时间的概念，通过动态捕捉呼吸运动引起的器官移动来进行影像重建，可以避免受呼吸运动影响大的胸腹部肿瘤（如胃癌、肺癌等）在放疗中出现漏照。采用新的四维技术，就如同放射仪器安装了雷达，可以实时跟踪肿瘤位置的变化，并及时对放射区域进行调整，从而肿瘤到哪里射线就可以追踪到哪里，真正实现精准放疗。

（陈　刚）

43. 什么是立体定向放射外科

立体定向放射外科(SRS)概念由瑞典的 Leksell 教授于 1951 年提出,即采取立体定向等中心技术把放射线聚集在病灶实施一次大剂量照射。通过三维空间把线束投照在靶内形成高剂量,而周围正常组织受量低。因等剂量曲线在靶外急剧陡降,病灶与正常组织剂量界限分明,达到控制、杀灭病变、保护正常组织的目的,犹如外科手术刀切除病灶一样。一次照射治疗结束,又似外科手术当日完成。因此,用于放射外科的治疗机如钴-60、直线加速器,因使用 γ 射线或 X 射线治疗,故有 γ 刀及 X 刀之称。

(陈　刚)

44. 什么是立体定向放射治疗

立体定向放射治疗(SBRT)又称立体定向消融放疗(SABR),技术起源于立体定向放射外科技术,不同之处在于前者是分多次照射,而后者是单次、大剂量照射。

立体定向放射治疗最常用于治疗体部的病灶、局限的单个小病灶,例如肺、肝等部位的恶性肿瘤及转移灶,因此又被称为"体刀"。该技术采用较高的单次剂量(通常每次 6 戈～30 戈),一般治疗 3～8 次,每日 1 次或隔日 1 次,整个治疗可在 1～2 周内完成。无论是立体定向放射外科,还是立体定向消融放疗,在患者的筛选和治疗计划的评估方面都需遵循严格的条件,以保证治疗的安全性。

(陈　刚)

45. 什么样的肿瘤可以使用立体定向放射外科手术治疗

放射外科的适应证较为严格,主要包括以下情况:

(1) 颅内小的、深部的动静脉畸形(AVM)。

(2) 颅内小的(直径小于 3 厘米)良性肿瘤(听神经瘤、垂体瘤、脑膜瘤、颅咽管瘤),并与视神经、丘脑下部、脑干等重要结构有间隙者。

(3) 开颅手术未能完全切除的良性肿瘤。

（4）单发脑转移灶，直径小于 3.5 厘米，适合手术但患者拒绝或病灶位置较深难以手术者。

（5）颅内多发的、小的、边界清楚的转移瘤，先行全脑照射，后行立体定向放射外科。

（6）病灶较小，一般情况尚好的脑干肿瘤。

（7）恶性肿瘤直径小于 3.5 厘米，适合手术但患者拒绝或病灶位置较深难以手术者，有术后局部残留或放疗后复发者。

（8）病灶较小，边界清楚的肺、腹腔、盆腔等处的孤立性肿瘤。

（陈　刚）

46. 什么样的肿瘤可以使用立体定向放射治疗

立体定向放射治疗的适应证相对较立体定向放射外科更宽泛，但仍需严格地评估患者和病灶的情况。体积较小、数目较少的肿瘤原发或转移病灶的治疗，例如肺、肝等部位的恶性肿瘤及转移灶最适合应用立体定向放疗进行治疗。具体而言，适用于并行器官或并行组织区域实体肿瘤，颅内、肺、肝、胰腺、肾及肾上腺、椎体、前列腺、前纵隔、腹膜后等部位伴随原发或转移肿瘤，肿瘤体积越小越好（原则上肿瘤的大小不超过 6 厘米）。

（陈　刚）

放｜射｜治｜疗｜的｜疗｜效｜和｜不｜良｜反｜应｜

47. 放射治疗的疗效如何评估

放射治疗已成为肿瘤治疗的常规治疗手段之一（其他包括手术，化疗等）。对于不同的疾病和其严重程度，很多患者通过放射治疗可以得到治愈或有效提高生存质量的效果。很多肿瘤患者通过放疗得到治愈和减少肿瘤复发的概率，获得长期生存，如早期鼻咽癌、淋巴瘤和皮肤癌等。那些病期较晚，或癌瘤引起的骨痛、呼吸困难、颅内压增高、上腔静脉压迫和癌性出血等，放疗往往能很好地减轻症状和改善生活质量。

放疗的疗效评估需依赖多方面的手段。首先，放疗的疗效多数不是即时的，不像手术，术后立即可见病灶的消失。放疗后需要一定的时间，待病灶自行退缩才能反映出真实疗效，因此对放疗的患者并不建议放疗结束立即评估疗效；其次，放疗后的评估需要影像检查和血液化验等综合信息来反映疗效；最后，对于术后放疗的患者，放疗的作用更多体现在降低复发风险，对于这些患者的评估则更为复杂，需要更长时间的随访。

（陈佳艺）

48. 放疗会产生全身不良反应吗

如前反复说明的，放射治疗是一种局部治疗手段，不良反应主要取决于身体的哪部分正在接受治疗，如肺部放疗的反应主要是咳嗽等症状，胃肠道肿瘤的反应主要是腹泻等。放疗的全身反应很少，主要表现为非特异性的肿瘤相关症状，如乏力、轻度的血象降低等。在手术、放疗、化疗这三大传统抗肿瘤治疗手段中，放射治疗的全身反应也是最轻的，因此其适应证最广，对年龄及基础疾病的要求最低。甚至对不能接受手术和化疗的患者来说，放疗是唯一可行的针对肿瘤治疗的手段。

（陈佳艺）

49. 常见的放射治疗不良反应都有哪些

接受放疗的患者可能会出现一些治疗相关的不良反应，多数较轻微，通过适当的处理，或是随着放疗的结束，这些不良反应通常都可以得到控制和缓解。不过，治疗期间务必与主管医生讨论你经历的任何不适感，这有助于早期发现并干预一些潜在严重的不良反应，同时医生会给出你相应的建议和处理以减轻症状。这里简单介绍一下放疗后可能出现的一些不良反应。

（1）劳累感：患者在治疗过程中可能会感到程度不同的乏力和疲倦。开始时间或早或晚，程度或轻或重，个体差异较大。持续的时间亦不定，与肿瘤病情和综合治疗有关。引起乏力的原因很多，常见的有：贫血、感染、焦虑、抑郁、活动不足、药物作用等，以及每日往返的交通劳累等。

（2）皮肤反应：放疗所致皮肤反应仅发生在放疗区域。皮肤的反应类似于太阳晒伤的表现。常见的症状包括：发红，瘙痒，脱皮，水疱，溃疡，红肿反应等。开始时间或早或晚，程度或轻或重，个体差异较大。通常在放疗开始的数周后才出现。治疗结束后，部分反应会很快消失，部分反应可能会存在较长时间，局部的皮肤颜色在一段时间内会较周围未照射的皮肤更深、更干燥，感觉粗糙、较厚，对冷热刺激敏感。放疗时常伴有皮肤反应的肿瘤包括：头颈部肿瘤，乳腺癌，皮肤癌等相对表浅肿瘤。

（3）恶心、呕吐：开始时间或早或晚，程度或轻或重，个体差异较大。通常出现在当日放疗结束后 30 分钟到数小时。相关的肿瘤包括：胃癌、肝癌、胰腺癌、后腹膜淋巴结转移、脑内肿瘤等。

（4）腹泻：如果照光部位为腹部、盆腔区域，在治疗过程中可能会出现腹泻。开始时间或早或晚，程度或轻或重，个体差异较大。相关的肿瘤包括：胃癌、肝癌、胰腺癌、直肠癌、宫颈癌、子宫内膜癌、淋巴瘤和后腹膜淋巴结转移等。

（6）吞咽困难：主要与食管炎有关。通常出现在放疗开始后的 2～3 周；放疗结束 4～6 周后症状多缓解。相关的肿瘤包括：肺癌、食管癌和胸腺肿瘤等。

（5）尿频、尿痛：在治疗过程中将可能会出现尿频、尿痛、血尿、尿失禁、排尿困难等症状。通常出现在放疗开始后的 3～5 周，放疗结束 2～8 周后症状多缓解。相关的肿瘤包括：直肠癌、前列腺癌、膀胱癌、宫颈癌，子宫内膜癌等。

（6）口腔反应：常见的口腔反应包括口腔溃疡，口干，味觉改变或缺失，龋齿，牙周炎，牙龈炎，张口受限，下颌骨疼痛和唾液稠厚等。很多不良反应在放疗结束后会很快缓解消失，如口腔溃疡疼痛等；部分反应则可能需要很长时间（数月或数年)才会改善,如味觉改变等;而口干等小部分症状甚至可能长期存在。相关的肿瘤包括:鼻咽癌、口咽癌、口腔癌、舌癌、鼻癌、上颌窦癌、腮腺癌、颌下腺癌、甲状腺癌和颈部淋巴结转移瘤等。

(7)脱发:放疗所致脱发仅发生在进行头部照射时,如脑转移瘤,脑胶质瘤等的放疗,而且通常仅脱落部分头发,与化疗所致全脱发不同。通常在放疗的第2～3周后开始出现脱发,至完全脱发约 1 周时间。治疗结束后 3～6 个月头发会恢复。新生的头发与之前可能会有不同。

(陈佳艺)

50. 放疗的不良反应通常出现于什么时候

放疗是利用放射线杀灭肿瘤,这种高能的放射线肉眼看不到。射线在杀灭肿瘤细胞的同时,对照射范围内的正常细胞也有损伤。正常组织的这种放射损伤在放疗结束后会逐渐恢复。在放疗刚开始时患者不会出现放疗所致的痛苦,但随着放疗的继续进行,癌细胞坏死程度在逐渐加大,正常组织细胞损伤程度也会增加,这时会出现相应正常组织损伤的表现,这种现象叫放疗的早期反应,如放射性食管炎,患者会感到吞咽时食管疼痛等。医生会处理这些放疗的不良反应,不能因为这种暂时的放疗反应而中断肿瘤治疗。有一些不良反应发生于放疗结束后几个月甚至于几年。称为"晚期反应"。例如放射性脑损伤、肺纤维化等,根据其严重程度不同对患者造成不同的影响。一般情况下,医生会于放疗开始前告知放疗后可能导致的晚期反应。

(陈佳艺)

51. 放射治疗会导致脱发吗

放疗是一种局部治疗手段,那么它所带来的不良反应必然与其治疗的部位息息相关。爱美之心,人皆有之,很多患者在开始治疗之前会有脱发的担心,会询问医生放疗会不会引起脱发,头发脱了还能再长出来么? 其实,并不是所有接受放疗的患者都会引起脱发。只有因颅内转移性肿瘤或颅内原发肿瘤需接受头部放射治疗的患者,或者是某些头颈部肿瘤放疗,放射线需要穿过头皮时,那么在治疗 10 次或 10 余次后可能出现脱发,其他部位照射的患者不会发生脱发。在治疗结束后休息一段时间,放疗引起的脱发是可以再生的。头发长出来的时间会因人而异，一般患者会在治疗结束后 2～3 个月自然长出，也有少数对放疗敏感的患者时间会加长。

（陈佳艺）

52. 放射治疗会导致血象降低吗

造血系统对放射线高度敏感，部分患者在放疗中可出现外周血象下降。其产生的原因是放射治疗时骨髓内各种造血细胞的分裂繁殖受到抑制，导致向周围血中释放的成熟细胞减少，包括白细胞、红细胞和血小板。因此放疗期间应每周检查血象一次，如白细胞低于 $2.5×10^9$/升，应暂停放疗。单纯放疗一般不易引起明显的血象下降，下降的多少与照射野大小、部位及是否应用过或同时应用药物等因素有关。放疗中应加强饮食营养，促进造血功能，减轻放射线对骨髓的损害。一般情况下，照射范围包括胸骨、骨盆、长骨等的患者，血象降低的风险较大，需注意定期随访血常规。

（陈佳艺）

53. 放射治疗会诱发肿瘤吗

电离辐射存在诱发肿瘤的风险，因此在医学中使用电离辐射，包括 X 线检查、CT 扫描、正电子发射计算机断层显像（PET）检查以及放射治疗等，有着严格的法律规定和医学指南，总的原则可以归结为：尽可能低的辐射剂量、尽可能高的患者获益、尽可能严格安全的操作。

临床上所用的辐射剂量继发肿瘤的风险非常低。但不同的人群和不同的人体组织发生继发肿瘤风险不同。发育期的青少年人群相对风险更高，腺体组织（如乳腺、甲状腺等）的风险高于其他人体组织，因此需对特定的人群和人体组织加以保护。

放射治疗的首要目的是解决现存的肿瘤或预防肿瘤的复发，因此不能因为有继发肿瘤的风险，而放弃放疗。放射性诱发继发肿瘤的病例是存在的，往往在放射治疗后很长时间（约十年之后）发生。常见于大面积低剂量放疗的患者。但鉴于放疗对于很多肿瘤的局部控制对于患者能够带来的获益，这一少见的不良事件不应成为患者拒绝放疗的理由。

（陈佳艺）

54. 放射治疗会降低全身免疫力吗

目前临床使用的放射线在杀死肿瘤细胞的同时,不可避免地影响正常组织,一定程度上损伤机体免疫功能。对机体免疫的影响严重性主要取决于照射的范围,局部的小范围的放疗,如立体定向放疗等,对机体免疫的影响非常有限。而放疗范围内包含区域淋巴引流系统或邻近肿瘤的某些免疫器官(如胸腺)受到高剂量照射的患者,或需要进行全身照射、半身照射或全淋巴系统照射的患者,免疫功能受到影响的程度会更大更明显。对于这些患者,予以一定的提高免疫状态的药物治疗非常有必要。

55. 放射治疗后患者带有放射性吗

如前所述,外放疗的进行如同 CT 扫描,患者仅在治疗机房内接受放射线照射,射线由机器产生,照射患者,但并不导致患者自身产生放射性。因此,放疗后患者体内不存在任何放射源和放射性物质,接受外照射放疗后亦无须与孕妇或小孩隔离。

接受同位素检查或治疗(如碘- 131 治疗)的患者则不同,由于静脉注射了放射性同位素,这些患者自身带有一定量的放射性。因此,放疗不能与同位素治疗相混淆。

(陈佳艺)

56. 放射治疗过程中可以使用药物预防或减轻不良反应吗

总体上放疗过程非常安全,不必使用特殊的药物,但具体到不同的患者可能有所不同。对于那些可能出现急性反应的患者,则需要使用适当的药物预防或减轻放疗过程中引起的皮肤反应或其他相应部位产生的症状。常见的包括:

(1)颅内肿瘤患者可能需要甘露醇脱水以控制水肿,降低颅内压。

(2)鼻咽癌及其他口腔区域肿瘤患者,需要静脉使用氨磷汀(阿米福汀)以保护口腔黏膜。

(3)乳腺癌患者需要使用皮肤保护剂,如三乙醇胺乳膏(比亚芬)或胶原抗菌敷料(康肤生原)等。

其他的措施可以参看后续具体肿瘤部分。

（陈佳艺）

57. 放疗过程中应该如何选择饮食

总体而言,放疗对患者的饮食无特殊要求。治疗过程中基本上坚持以下原则:

均衡健康饮食;补充足够的水分;摄取足量的蛋白质;少食多餐,相对清淡饮食,降低可能的肠道反应。

具体而言,患者宜选高热量、高蛋白、高维生素、低脂肪、易消化、易吸收的清淡食物,忌油腻、辛辣、刺激食物。同时也可选用人参、红枣、米仁等有利于提高机体免疫功能的食品。鼓励患者多饮水,多食新鲜果蔬。患者平时要养成良好的卫生习惯,饭后漱口可清除口腔中食物残渣,减轻口腔黏膜反应。

（陈佳艺）

常|见|恶|性|肿|瘤

58. 头颈部肿瘤主要包括哪些肿瘤

头颈部肿瘤是肿瘤学的重要组成部分，它的领域包括自颅底到锁骨上、颈椎以前这一解剖范围的肿瘤。据统计我国头颈部肿瘤占全身恶性肿瘤的10%～30.3%，最多见的为鼻咽癌，其次为喉癌、口腔癌、涎腺肿瘤、甲状腺癌等。在放疗领域，有时也把脑肿瘤划分在头颈部肿瘤专科内。在全部脑肿瘤中胶质瘤占40%以上，其次为垂体瘤、脑膜瘤、转移瘤（各占10%左右），少数为颅咽管瘤、肉瘤、血管母细胞瘤、淋巴瘤等。

（樊　旼）

59. 放疗对头颈部肿瘤有效吗

由于头颈部集中了诸多重要器官，且担负着重要的生理功能，如视、听、嗅觉、思维、呼吸、发声与进食等，某一部位肿瘤的手术和放疗都累及邻近器官。因此，在治疗时既要考虑达到控制肿瘤的目的，又要尽量减轻对器官功能得的损伤。

鉴于头颈部解剖和生理上的重要性，对于大多数早期的头颈部肿瘤，放疗比手术有更多的优越性，主要表现在以下几个方面：

（1）手术的创伤太大，且有1%～2%的手术死亡率。放疗一般不会引起直接死亡。

（2）放疗造成器官功能障碍的影响远比手术为小。

（3）放疗可较大面积照射原发灶区、邻近组织和淋巴引流区，达到治疗性和预防性预期目的的可能性大。而手术需行淋巴清除术，创伤大。

（4）一旦放疗失败，手术补救的效果较好，肿瘤因放疗后复发多在原发区中心部位，再手术的范围相对较小。

（5）对某些头颈部肿瘤用单纯放疗和手术治疗可达到治愈，而单纯化疗的疗效较差，只能作为辅助治疗。

（樊　旼）

60. 肿瘤脑转移可以放疗吗

可以。由于颅内肿瘤手术切除困难，创伤大，而化疗药物由于血脑屏障的存在而难以进入肿瘤，因此放疗是颅内转移性肿瘤的主要治疗手段。如果颅内转移性肿瘤数目较少（≤4 个），可以采取立体定向放疗或放射外科的治疗方式；如果数目较多，则需进行全脑放疗。

对于那些原发于肺癌的脑转移瘤患者，如果存在表皮生长因子受体（EGFR）的基因突变，且患者无神经症状，可先考虑予以靶向药物的治疗。因此，颅内转移瘤的治疗也需要多学科的合作共同制定个体化的治疗方案。

（樊　旼）

61. 头颈部肿瘤患者接受放疗时需进行哪些准备工作

放疗前患者应自觉戒除吸烟、酗酒等不良习惯，以减轻放疗过程中射线所致正常组织损伤，如咽喉糜烂、口腔溃疡等。

若放疗范围包括口腔者，放疗前应请口腔科医师全面检查，必要时治疗口腔内病灶，以控制口腔内感染灶，拔除残留牙齿断根和修补龋齿等。若行拔牙等口腔手术者，至少在术后 2 周方可考虑作放疗。如患者戴有金属做的牙托或假牙，放疗前应取下。

男性患者理发时注意不要碰伤头皮，治疗期间不准刮脸。女性患者不要戴金属发夹、别针、发卷和耳环，因为金属能吸收放射线和增强放疗效应。放射部位不要使用化妆品，因化妆品可能含锌或其他金属。

如果喉癌、下咽癌行气管切开患者使用金属套管，放疗前应更换塑料套管，以免加重患者放疗不良反应。

放疗过程中和放疗后，应保持生活规律、增强体质，尽量避免上呼吸道感染，从而避免上呼吸道感染所致黏膜下毛细血管的扩张和鼻咽、鼻腔等部位的出血。

（樊　旼）

62. 常见的头颈部肿瘤放疗的不良反应有哪些

鉴于头颈部区域解剖结构的复杂性，黏膜面积广泛，放射治疗所诱发的不良反应很常见，甚至难以避免，可以分为放射反应和放射损伤两类。

（1）放射反应：急性反应，如皮肤和黏膜反应、喉头水肿、卡他性中耳炎等。慢性反应，如表皮干燥、萎缩、皮下组织纤维化或硬性水肿，颞颌关节纤维化导致张口受限，耳鸣耳聋、口干、喉头水肿等。

（2）放射损伤：①放射性龋齿，如放疗过程中和放疗后，因常有放射线所致唾液腺功能降低，唾液分泌减少，牙齿自我保护功能下降，患者除有口干不适外，口腔内易发生感染，出现放射性龋齿。因此，患者应多注意口腔卫生，饭后要漱口和刷牙，牙膏可选用含氟牙膏。②咽部（包括软腭）坏死，多数由于鼻咽癌作腔内近距离照射所致。③皮肤放射性溃疡，用千伏 X 线照射及多次照射时易发生。④放射性骨坏死，用千伏 X 线照射时易发生，诱因常为感染或外伤（手术）。放疗后 2 年内应尽量避免行拔牙等口腔手术，以避免手术创伤所致放射性骨坏死的发生。⑤放射性脑脊髓病，最常见的损伤部位为双侧颞叶、脑干和颈髓。

（3）放射反应和放射损伤的处理较为复杂，原则上以预防为主，如果已经发生，则应由主治医师及早对症治疗，以减轻症状，防止症状加重而影响放疗进程。

（樊　旼）

63. 头颈部肿瘤放疗会影响患者的认知记忆等功能吗

脑部放疗，特别是全脑放疗不可避免存在影响神经功能（包括认知记忆等功能）的风险。随着放射治疗不断更新、放疗技术的不断改进，特别是立体定向放射治疗技术的发展，放疗医师会在设计靶区时尽最大可能保护正常脑功能范围（如特别保护海马结构等）因此，头颈部肿瘤的放射治疗产生认知记忆等功能损伤的不良反应概率很低。

（樊　旼）

64. 头颈部放疗会影响视力和听力吗

如果照射的范围涵盖了视觉和/或听觉通路及神经中枢,则视力和听力有受损的风险,与之相关的肿瘤包括腮腺肿瘤、鼻咽癌、上颌窦癌、垂体瘤、前颅窝的脑膜瘤和胶质瘤、垂体瘤、听神经瘤和颅内转移瘤等。随着影像技术和放射治疗技术的不断进步,放疗医师可以在设计靶区时尽最大可能保护正常与之相关的神经以及眼球、耳蜗等结构,将所受剂量尽量控制在可耐受范围,减少新的视力和听力受损的风险。

(樊 旼)

65. 涎腺癌需要放疗吗

涎腺有大涎腺、小涎腺两类。大涎腺包括腮腺、颌下腺和舌下腺。小涎腺分布于唇、颊、舌及软硬腭等处的黏膜下层,约 500 个。80％以上的涎腺肿瘤位于腮腺,而其中的 80％为良性肿瘤。颌下腺约占涎腺肿瘤的 9％,其中半数为恶性肿瘤。

涎腺癌的治疗首选手术,但单纯手术疗效差,且复发率高。单纯放射治疗敏感性差,疗效不理想。因此,涎腺恶性肿瘤合理的治疗方针是手术和放射的综合治疗,即手术后行放射治疗,以降低局部复发率和减少远处转移率。

(付 杰)

66. 口腔内的肿瘤可以用放疗吗

早期口腔癌手术和放射治疗的疗效相似,而且治愈率较高,如早期(T1N0)舌癌,单纯放射治疗的 5 年生存率可达 80％～95％。一般来讲,如果病灶的部位没有造成残疾、影响美容和功能,早期癌可首选手术治疗。如果手术有发生以上情况的危险,则首选放射治疗。早期(T1N0)的病变推荐放射治疗,残留病灶加手术补救。对于晚期病变采用单纯放射治疗或单纯手术治疗的效果均差,术前或术后放射治疗是提高局部控制率的有效方法。对失去手术机会的晚期患者,放射治疗加化疗可达到姑息减轻症状的作用。

(付 杰)

67. 口咽癌的放疗疗效如何

口咽包括软腭、腭扁桃体、舌根、会厌周围(会厌舌面、会厌谿、会厌咽襞)及咽壁。口咽癌的临床表现主要为口咽异物感、疼痛、溃疡、出血。检查可见口咽部有新生物,触诊质硬,颈部常有淋巴结肿大。

由于解剖结构和生理功能等因素的限制,口咽癌根治性手术的可行性低,故口咽癌的治疗原则以放疗为主。早期口咽癌采用单纯放射治疗,不仅能取得根治性效果,而且能有效地保留器官解剖结构的完整性,保存正常生理功能。晚期口咽癌单纯手术和单纯放射治疗均不理想,而采用手术和放射的综合治疗可明显提高生存率和降低局部复发率。不宜手术的晚期口咽癌可作姑息性放射治疗,或与化疗综合治疗可提高疗效。有作者报道采用外照射加高剂量铱- 192(^{192}Ir)组织间插植放射治疗口咽癌,可作为早期病例的根治性手段,对拒绝手术、有手术禁忌证和失去手术指征的晚期患者也是一种有效的姑息性治疗手段。

(付　杰)

68. 脑胶质瘤放疗及防治常见问题

68 - 1. 脑胶质瘤有哪些临床症状

脑胶质瘤对人体所造成的危害主要表现为颅内压增高及肿瘤对周围脑组织压迫和侵袭所导致的局灶性神经功能缺失症状,而临床医师主要通过对脑胶质瘤患者特有的症状和体征进行肿瘤的定位诊断。不同部位、不同恶性程度的胶质瘤的临床症状也存在差异。

脑胶质瘤大多缓慢发病,自出现症状到就诊一般为数周到数月时间,少数可达数年。恶性程度高的胶质瘤病史则较短,若肿瘤内有出血或囊变,症状会突然加重,甚至呈现类似脑血管病的发病特征。常见的胶质瘤症状包括:颅内压增高的相关症状(头痛、呕吐、视力障碍、头晕等)、癫痫发作、精神意识障碍(表现为淡漠、迟钝、健忘、定向力障碍等)以及其他相关受累神经中枢特有的感觉或运动异常等。影像学检查是诊断(定位和定性)胶质瘤的主要手段,尤其是 CT、MRI、DSA、PET 及 SPECT 等检查的日益普及,提高了对脑胶质瘤的早期诊断率。

(汪　洋)

汪 洋

汪洋,主任医师,副教授,医学博士,硕士研究生导师。担任复旦大学附属华山医院伽马刀医院放疗科副主任、华山静安分院肿瘤科副主任、华山东院射波刀中心主任医师、中国医师协会胶质瘤放疗专业委员会副主任委员。主要从事神经系统肿瘤(如脑胶质瘤、生殖细胞瘤、髓母细胞瘤)及食管癌和乳腺癌的放疗、射波刀治疗和化疗。

68‑2. 脑胶质瘤有哪些治疗方法

从总体上来看,脑胶质瘤的治疗还是以手术切除为主,同时辅以放疗、化疗的综合治疗模式。由于近年来显微神经外科、神经内镜及神经导航等技术的应用,使得包括颅内重要功能区、脑深部及颅底在内的各种脑胶质瘤均可进行手术切除,而且手术尽量做到了微创和肿瘤全切除,从而提高了治愈率和降低了伤残率,改善了患着的预后。

由于放疗技术的进步,适形调强放疗和放射外科等大量应用于临床,使其进一步增加脑胶质瘤照射剂量的同时,最大程度上保护了周边正常脑组织。对脑胶质瘤全切除患者术后辅以放疗化疗,可延长肿瘤的复发时间。而对于肿瘤未全切除者,放疗、化疗则可延长脑胶质瘤患者的生存时间。对肿瘤复发且再次手术困难者,则可继续进行放疗。

(汪　洋)

68‑3. 脑胶质瘤放疗如何进行

制定放射治疗方案前,主管医生应仔细复习患者的所有影像资料,包括术前和术后的头颅 CT 和磁共振影像资料,了解术前肿块大小、位置、侵犯周围脑组织情况、手术切除情况、是否有影像可见的明显残留,复习患者手术记录,明确术后病理,然后根据患者个体情况制定放疗方案。体位固定和 CT 模拟定位是放射治疗的第一步。患者平躺仰卧,选择舒适放松的体位,医生和物理师为其制作热成形膜面罩固定头部,进行 CT 扫描确定初步治疗中心获取 CT 影像,医生勾画靶区时应参照治疗前的头颅磁共振影像资料,根据病变情况给予不同的处方剂量。之后由物理师根据医生的处方要求设计治疗计划,包括设计射野以及优化剂量在靶区内的分布。计划设计完成后由医生和物理师共同评估,医生审核确认后即可进行治疗。第一次治疗时摆位需要医师、物理师及技师同时在场,确保摆位准确和计划的顺利实施。

(汪　洋)

68－4. 脑胶质瘤放疗效果怎么样

既往研究显示,放疗不但可以延长复发时间,还可以延长患者生存期。脑胶质瘤不全切除术后患者,若不予以术后放疗,5 年的无复发生存率为 19％,若予以术后放疗,则可提高至 46％。对病理为 Ⅱ 级的脑胶质瘤,无放疗的手术患者 5 年生存率为 0,予以术后放疗的患者为 25％。因此,对未全切除的低分级脑胶质瘤应予以术后放疗。高级别脑胶质瘤(Ⅲ、Ⅳ级)生长速度快,浸润广泛,病理上由 Ⅰ、Ⅱ 级脑胶质瘤恶变发展而来,往往病情迅速恶化,多死于确诊的数月后。此类肿瘤单纯手术后 50％死于半年内,100％死于 2 年内,其对放疗较为敏感,如果同时配合化疗,可提高患者的存活率和生活质量。

(汪　洋)

68－5. 脑胶质瘤放疗会有什么不良反应

即时反应:放疗初的即时反应可导致脑组织一时性充血水肿,可发生或加重颅内高压(视乳头水肿、去骨瓣处变硬突出、头痛、恶心、呕吐、意识不清等)。

早发性延迟反应:此反应为放疗后的早期综合征(一般在放疗后的几周至 3～4 个月发生),可出现中枢神经系统症状和体征,皮质激素有效。此反应可能是暂时性的脱髓鞘反应,不要误为肿瘤复发。

晚发性延迟反应:此反应发生在放疗后数月至数年,病理机制尚未清楚,除少数由于脱髓鞘作用引起的自身免疫反应外,放疗造成的晚期脑血供障碍是最重要的因素。损伤轻者可无临床症状,重者可因脑脊髓损害的部位出现相应的神经学症状,甚至发生脑脊髓坏死而致死。在应用常规剂量的常规分割放疗中,此并发症不常见。

(汪　洋)

68－6. 脑胶质瘤放疗期间要注意什么

脑胶质瘤放疗期间的注意事项主要是针对放疗的急性反应进行处理。

(1)应用甘露醇进行脱水,控制颅内压。由于颅内压的增高,患者常有恶心和呕吐症状,因此建议患者在治疗 1～2 个小时后再进食。

(2)对于存在癫痫的患者,应予以抗癫痫药物控制和预防癫痫发作。

（3）患者在机房内接受放疗时，技师应密切通过监视器观察患者情况，若有异常，应随时暂停治疗，进入机房察视患者。

（汪　洋）

69. 脑膜瘤放疗及防治常见问题

69-1. 脑膜瘤有哪些临床症状

大部分脑膜瘤是良性肿瘤，常见表现有头痛、头晕、视力下降、复视、记忆力减退等，有些脑膜瘤位置特殊可以也可表现为癫痫发作、嗅觉改变、患者性情精神状态改变等。其症状由肿瘤的位置和肿瘤进展过程决定，发生在脊髓的脊膜瘤，一半以上患者会出现头痛、背痛、感觉障碍、肢体末端乏力，继而出现膀胱、肠道的功能障碍。脑膜瘤通常缓慢生长，许多患者仅有轻微头痛或无症状，在影像学(头颅 CT，磁共振)检查时偶然发现。

（赵国旗）

—— 专家简介 ——

赵国旗

赵国旗，医学博士，上海交通大学附属第一人民医院肿瘤中心主任医师。现为上海市医学会肿瘤放射治疗专科分会委员，上海市抗癌协会头颈肿瘤和鼻咽癌专业委员会委员等。主要从事鼻咽癌、脑肿瘤、食管癌、胃癌等头颈和消化道肿瘤的精确放疗。

69-2. 脑膜瘤有哪些治疗方法

脑膜瘤治疗的首选方法是手术，最理想的是手术全切。然而约三分之一的脑膜瘤由于肿瘤部位、大小以及与周围结构的关系而不能完全切除。因此，需要根据脑膜瘤的分类、所处的位置和患者自身因素(存在或不存在症状，年龄，合并症)来决定最佳治疗方案。

（1）良性脑膜瘤（Ⅰ级）：手术切除为主。对于由于自身身体情况不能接受手术治疗的患者，可以根据具体情况考虑予以放射治疗。

（2）非典型（Ⅱ级）脑膜瘤治疗：对于全切除的非典型脑膜瘤患者，如果辐射并发症风险较低，建议辅助放疗；对于辐射并发症风险较高的患者，则建议观察。

(3) 恶性脑膜瘤(Ⅲ级)治疗：手术联合术后辅助放射治疗是最佳的治疗策略。

（赵国旗）

69－3. 脑膜瘤放疗如何进行

脑膜瘤的放疗根据患者情况可以分为单纯放疗和术后放疗。脑膜瘤的次全切除术后，或是非典型或恶性脑膜瘤术后均需行术后放射治疗。对于因肿瘤位置、大小、压迫周围脑组织的情况以及患者身体情况不能接受手术治疗的，均需行单纯放射治疗。其治疗流程与脑胶质瘤的放疗相似，可参阅 68－3。

（赵国旗）

69－4. 脑膜瘤放疗效果怎么样

脑膜瘤的主要治疗方式是手术切除，放疗一般用于不能手术切除或手术切除后仍有残留的患者，或是术后再次复发的脑膜瘤患者。以往认为脑膜瘤对放射抗拒，目前许多研究均表明，放射治疗对未能全切的脑膜瘤、无法手术的复发脑膜瘤及某些特殊类型的脑膜瘤，有肯定的疗效。以恶性脑膜瘤为例，据报道，未完全切除且术后未行放疗的患者，肿瘤的复发率达 70％以上，5 年和 10 年生存率分别仅为 14％和 10％；而予以术后放疗的患者，复发率为 30％左右，5 年和 10 年生存率均在 70％以上。脑膜瘤术后的总体 10 年生存期约为 45％～75％。影响脑膜瘤预后的因素是多方面的，如肿瘤大小部位、肿瘤组织学特点，手术切除程度等。脑膜瘤术后结合放疗可改善患者的临床症状和体征，降低术后复发率，提高生存率。

（赵国旗）

69－5. 脑膜瘤放疗会有什么不良反应

脑膜瘤的放疗不良反应与胶质瘤相似，但鉴于脑膜瘤的解剖位置表浅，而且脑膜瘤放疗的剂量低于胶质瘤，因此不良反应在一定程度上轻于胶质瘤放疗。仍可分为即时反应，早发性延迟反应和晚发性延迟反应。具体亦请参见脑胶质瘤的相应部分(68－5)。

（赵国旗）

69－6. 脑膜瘤放疗期间和放疗后需要注意什么

脑膜瘤放疗期间的注意事项与脑胶质瘤基本相同，具体可参见(68－6)。

所有非典型性和恶性脑膜瘤的患者均需要在初次治疗后进行随访复查,以评估疗效、监测复发和识别可能发生的脑组织坏死。对于非典型脑膜瘤患者,建议在术后 3、6 和 12 个月行增强磁共振扫描,然后以每 6~12 个月一次的频率随访 5 年,其后每 1~3 年随访 1 次。恶性脑膜瘤患者通常需要更频繁的随访复查。

(赵国旗)

70. 鼻咽癌放疗及防治常见问题

70-1. 鼻咽癌有哪些临床症状

鼻咽癌部位隐蔽,又与耳、鼻、咽、眼、颅底及颅神经等重要组织器官紧密相邻,易侵及周围的组织器官。根据肿瘤部位、大小、外侵情况的不同,而出现复杂的临床表现和体征。耳鸣、耳聋,鼻塞、出血,面麻、头痛以及无意中发现颈部肿块是鼻咽癌患者最常见的症状。

回缩涕带血是鼻咽癌较早期的症状,可由于鼻咽壁肿瘤表面丰富的小血管破裂,或是肿瘤表面破溃糜烂出现涕中带血,对于清晨的回缩涕带血要引起特别重视。如果肿瘤发展,鼻咽部肿块大块坏死脱落则有可能表现为鼻出血。

鼻咽癌的好发部位为鼻咽侧壁咽隐窝,由于肿瘤压迫浸润,造成咽鼓管通气及内耳淋巴循环障碍,出现耳鸣、耳闷,听力下降等症状。鼻咽癌肿块逐渐增大也可浸润后鼻孔和鼻腔,引起鼻塞、鼻堵等症状,严重时可影响呼吸,致使患者必须张口呼吸。另外常见的症状还包括头痛,常为单侧性,呈间歇性或持续性、进行性加重;面麻,视力障碍、复视、斜视或突眼,张口困难等颅神经受损征象。

(高彩霞)

70-2. 鼻咽癌有哪些治疗方法

鼻咽部位置深在,肿瘤多向邻近组织结构浸润,易发生广泛性和双侧颈淋巴结转移,且鼻咽癌大多为低分化鳞癌,对放射线敏感,故鼻咽癌最适合、最有效的治疗手段应首选放射治疗,包括初治患者和复发后再程放疗者。

(1) 对早期患者可给予单纯体外放射治疗,也可采用以体外放射治疗为主,辅以腔内近距离放疗。

(2) 晚期患者应采取放疗与化疗综合治疗(新辅助化疗或同步化疗或放疗后化疗)。

（3）手术治疗鼻咽癌无法彻底清除原发灶及颈部转移灶，达不到根治的目的。手术仅适用于放疗后鼻咽部局限性残存病灶、颈部淋巴结残留或复发者，可作为一种补救性措施，但绝不能作为初治手段。

（4）其他辅助治疗方法有热疗、免疫增强剂、生物调节剂和中医中药等。

（高彩霞）

70‑3. 鼻咽癌放疗如何进行

放疗是鼻咽癌最重要的治疗手段，制定严谨的放疗计划并保证精确执行，是确保鼻咽癌疗效的重要措施。对于鼻咽癌患者，首先应行全面细致的检查，包括鼻咽部和颈部的 CT、磁共振、病理诊断，明确病期、制定个性化的放疗方案，早期鼻咽癌一般采用单纯放疗，晚期需根据情况考虑同步放化疗。

跟其他肿瘤一样，体位固定和 CT 模拟定位是放射治疗的第一步。患者平躺仰卧，选择舒适放松的体位，医生和物理师为其制作热成形塑形膜，制作面颈肩部罩固定头部及颈肩部，然后进行 CT 扫描获取 CT 影像。扫描范围应包括从头顶到锁骨头下 2 厘米，以同样体位、同样的面颈肩罩固定行磁共振扫描，由物理师将 CT 影像和磁共振影像资料传入计划系统，进行图像融合和三维重建建立坐标系。医生在 CT 和磁共振影像上勾画靶区，靶区包括肿瘤区（GTV）、临床肿瘤区（CTV）和计划靶区（PTV），医生应根据病变情况勾画靶区，并给予不同的处方剂量。除了治疗靶区之外，还需要勾画需要保护的正常组织，包括脑干、视神经和视交叉、晶体、腮腺、颞叶、下颌骨等，给出剂量限制值。接下去由物理师根据医生的处方要求设计治疗计划，包括设计射野以及优化剂量在靶区内的分布。计划设计完成后由医生和物理师共同评估，医生审核通过，接下去就可以开始治疗了。第一次治疗时摆位需要医师、物理师及技师同时在场，确保摆位准确，计划顺利实施。之后的治疗中应每周至少一次行 CBCT（锥形束 CT）在线对位，确保放射治疗的精确性。

（高彩霞）

70‑4. 鼻咽癌放疗效果怎么样

鼻咽癌的治疗强调以放射治疗为主的包括化疗在内的多学科综合治疗，以提高局部肿瘤控制率和患者生存率，同时降低治疗并发症为目的，改善患者生存质量和延长患者无瘤生存期。绝大多数鼻咽癌属低分化鳞癌，对放射线具有较高的敏感性，放疗又易把鼻咽癌原发病灶和颈淋巴结引流区包括在照射野区域内，放射治疗疗效较好，其近期疗效可达 90% 以上。放疗后总体五年生存率可达 50％以上，其中Ⅰ、Ⅱ期患者分别为 95％和 78％。新辅助和辅助化疗的应用也一定程度上改善了中晚期鼻咽癌的放射治疗效果。

（高彩霞）

70－5. 鼻咽癌放疗会有什么不良反应

由于鼻咽癌发病部位的复杂解剖特点，其放疗过程中和放疗后并发的不良反应也最为复杂，主要包括以下几点：

（1）皮肤反应：放疗后可出现皮肤干、湿性反应。治疗中患者应用柔软的绸料保护颈部皮肤，尽量保护好干性脱皮，并在需照射的皮肤表面应用些润滑、止痒、清凉的粉剂，尽量不使其产生湿性脱皮。如出现湿性脱皮，应防止感染，暴露皮肤，忌刺激，局部涂含氯霉素、氢化可的松鱼肝油。用 1％莪术油膏外涂，可预防皮肤损伤。

（2）放射性口咽部反应：出现咽痛、口咽部充血、口腔溃疡、白膜反应等，这些反应较重的给以恰当的消炎。每天多次用漱口液或生理盐水含漱，可减轻口咽部反应。鼻塞及副鼻窦分泌物过多时，可应用鼻咽消毒剂，减少鼻咽部的分泌物，或用些滴鼻剂（含消炎药、薄荷、石蜡油等）减轻鼻塞症状。在放疗期间，每天作鼻咽部及鼻腔冲洗，以减少鼻甲粘连、鼻道变窄的机会。放疗结束后一段时间内，也要坚持冲洗，以保持鼻咽腔及鼻腔的通畅，减少粘连等并发症。

（3）腮腺放射反应：在治疗过程中，往往出现一时性的腮腺肿胀及面颈部肿胀，这是急性腮腺放射反应，经适当处理可消退。若有恶心、胃纳减退、头晕无力、口中无味、舌苔厚腻等症，经及时处理，症状也会减轻。但这些反应，尤其是口干，可持续至放疗后几年，需要中医药长时间调理。

（4）放射性中耳炎：在放疗期间或放疗后，患者还可出现放射性中耳炎，耳内疼痛、听力下降、流脓，甚至鼓膜穿孔，可用抗生素治疗，或用氯霉素甘油或双氧水滴耳，防治中耳炎。

（5）放射性龋齿：由于放疗过程中唾液腺受到破坏，唾液量减少，口腔自洁作用降低，口腔菌落改变，使放射性龋齿增加。放疗后数年，患者牙齿发黑，发生龋病，龋齿仅留残根或全部脱落。放疗期间，多漱口、刷牙，使用含氟牙膏，并增加含氟牙膏与牙齿的接触时间，即每日数次在牙齿上涂抹含氟牙膏，以增加牙齿表面含氟量，提高牙釉质的抵抗能力。结束化疗后，勤漱口、刷牙并涂抹含氟牙膏仍不应间断。

（6）放射性颌骨炎：常在放疗后多年才出现，它的发生常与放射剂量过多及多疗程的放疗有关，尤其是在放疗后拔牙，容易引起颌骨的坏死。所以，鼻咽癌患者放疗后，一般在 3 年内不能拔牙。

（7）颌关节功能障碍：由于放射损伤，放疗后会引起咀嚼肌及颞颌关节纤维化，导致开口困难。防治要避免面部照射过度，注意口腔卫生及治疗口腔感染，以减少纤维化程度。

（8）其他晚期放射反应：颈部皮肤早期出现湿性脱皮的患者，多年后局部皮肤可能纤维化、硬化，使得颈部皮肤变薄变硬，甚至影响颈部转动。因此，患者在放疗后要保护好颈部的皮肤，经常做颈部的舒展和拉伸动作。放射性脑病和放射性脊髓病通常在放疗后 1～3 年出现，关键在于预防。此外治疗期间及治疗后，给予维生素(如烟酸,复合维生素 B 等)或有助于保护神经功能。

部分鼻咽癌患者放疗后由于咀嚼肌及颞颌关节出现纤维化，导致张口困难，影响讲话和进食。因此，放疗后患者应经常对面颊部及颞颌关节处肌肉作运动性训练及按摩，坚持张口训练。即使颞颌关节已出现一定程度的固定，仍要坚持锻炼，用牙齿咬住物体，并逐渐增大，以尽可能改善张口。

（高彩霞）

70‑6. 鼻咽癌放疗期间要注意什么

鼻咽癌患者放疗期间应注意的问题：

（1）清洁口腔，如有坏牙、齿槽脓肿、牙周炎等，应治疗后再行放疗。养成经常漱口刷牙的习惯，每次饭后用软毛牙刷刷牙。

（2）积极治疗头颈部及五官的感染灶如毛囊炎、疖肿、副鼻窦炎、口腔炎、咽喉炎、中耳炎等。

（3）放疗前或放疗中应积极纠正贫血、粒细胞和血小板减少等。

（4）放疗前和放疗中应戒烟、忌酒、防治感冒、保护皮肤、避免感染。

（5）放疗前应避免妊娠，有严重妇科疾病患者应积极治疗。哺乳期患者应中止哺乳。

每次照射前，应严格遵照医生、技术员摆的体位姿势，不能随意变动，以免损伤正常组织。放射过程中，患者应以高蛋白、维生素较高的食物为主，保证营养。

（高彩霞）

70‑7. 鼻咽癌放疗后需要注意什么

如前所述，继续保持放疗靶区皮肤的卫生，预防感染；继续保持口腔清洁，防止出现黏膜溃疡；治疗后 3 年内尽可能不要拔牙。

鼻咽癌患者放疗结束后需定期复查。首次复查在治疗结束后 1 个月，复查项目应包括血常规、肝肾功能、EB 病毒抗体、鼻咽部 CT 或磁共振、颈部和腹部的 B 超、电子鼻咽镜检查等。放疗后 3 年内应每 3 个月返院复查 1 次，3 年后每半年回院复查，5 年后可复诊 1 次。除了前面提到的实验室检查，鼻咽部 CT 和磁共振、颈腹部 B 超、电子鼻咽镜等，可根据医生的具体要求检查，增加胸部 CT、全身骨扫描或者 PET/CT 检查。

（高彩霞）

71. 喉癌放疗及防治常见问题

71-1. 喉癌有哪些临床症状

喉癌可分为声门上型、声门型和声门下型，不同位置的喉癌临床症状不尽相同。

（1）声门上型喉癌早期症状可能不明显，仅有喉部异物感；后续可出现喉痛，吞咽时加重甚至影响吞咽。如果癌肿发生溃疡，常伴有咳嗽，伴脓血臭痰，甚至咯血。早期病变患者多无呼吸困难，无声嘶，仅为发声不清，若病变进展侵犯声带，则出现声音嘶哑；晚期肿块较大或侵及较为广泛，可出现呼吸困难、吞咽困难、出血等症状。该型喉癌早期易发生淋巴结转移。

（2）声门型喉癌因肿瘤生长在声带上，早期即可出现声嘶，逐渐加重；继续发展，可出现喉鸣和呼吸困难，甚至窒息。

（3）声门下型喉癌的发生部位较为隐匿，早期可无任何症状。如侵及环杓关节或声带，则出现声嘶、咳嗽，甚至咳血痰等症状。晚期病变可堵塞声门下区，导致呼吸困难。

（邹丽芬）

—— 专家简介 ——

邹丽芬

邹丽芬，复旦大学附属眼耳鼻喉科医院放疗科副主任医师，肿瘤学硕士。任中华医学会放射肿瘤治疗学分会放射外科学组委员，上海市医学会肿瘤放射治疗专科分会委员。在头颈部肿瘤的治疗方面积累了丰富经验，尤其是鼻咽癌、鼻腔鼻窦癌、喉癌、喉咽癌、眼眶肿瘤及头颈部淋巴瘤等病种的诊断和治疗。

71－2. 喉癌有哪些治疗方法

喉癌的治疗方针不仅要治愈肿瘤，获得最高的肿瘤局部控制率和治愈率，而且最理想的是要尽可能地保存喉的生理功能，提高患者的生存质量。放射治疗和手术治疗都是治疗喉癌的主要手段，早期喉癌单纯放射治疗和单纯手术治疗都可以获得很高的局部控制率和长期生存率，总的 5 年生存率相似。单纯放疗不仅可以获得和手术相似的疗效，还可以保留患者正常的发声功能。对于较晚期的喉癌患者，如果没有明显的压迫梗阻症状，可先行术前放射治疗，等肿块缩小后再做手术，或者可以先做全喉切除术，手术后再做术后放疗。随着放疗技术的发展，常规放疗技术已经较少被采用，越来越多地被适形放疗和调强放疗取代。新的技术治疗更加精确，在提高肿瘤控制的同时可以降低治疗的不良反应。喉癌其他治疗手段还包括化疗和功能康复治疗等。

（邹丽芬）

71－3. 喉癌放疗如何进行

放疗前，医生根据患者个体情况制定放疗方案。向患者交代放疗注意事项及治疗预期大致效果等医学问题。确定放射治疗方案后，由医生、放射物理师、治疗师根据患者具体情况选择合适的体位制作头颈肩面罩固定模具。根据患者病变位置，进行初步中心定位，进行 CT 扫描，获得影像信息，物理师接受图像进行三维重建，由医生进行靶区勾画及靶区周围的危及器官。医生勾画完靶区后，物理师进行设计射野方向，反复计算优化剂量分布，达到最好的效果，说起来这个道理很是容易，做起来极其的复杂。由医生和物理师共同评估计划，医生审核通过后，再进行放疗中心位置验证（复位）、射野验证和剂量验证通过，确保准确无误后，由治疗师按计划每日实施放疗。

71－4. 喉癌放疗效果怎么样

相对于手术，放疗在早期喉癌中有其优势，其主要理由有：①有较高的治愈率，疗效并不亚于手术治疗；②保留了喉的呼吸和发音功能；③放疗后若局部复发或未控，可用手术治疗来补救。目前早期喉癌放疗的 5 年生存率在 90％左右。如有病变复发或未控，可进行挽救性手术治疗，仍能取得较好的结果。对于中晚期喉癌，则需采用放射、手术和化疗相联合的综合治疗策略以提高疗效。声门型喉癌疗效最好，声门下型次之，声门上型最差。

（邹丽芬）

71－5. 喉癌放疗会有什么不良反应

喉癌放疗患者可能出现的放疗不良反应包括：

（1）放射性咽喉炎：可表现出下咽困难、咽喉疼痛等症状。

（2）喉水肿：由于放射导致淋巴管阻塞或软骨周围炎，在放射治疗过程中和放射治疗后可出现喉水肿。其发生率和严重程度与照射剂量、照射野大小及肿瘤侵及范围有关。

（3）喉软骨坏死：喉软骨受肿瘤侵犯的患者放射治疗后发生软骨坏死的风险更高。

（4）放射性脊髓炎：发生概率很小。

（邹丽芬）

71－6. 喉癌放疗期间要注意什么

（1）进食高蛋白质、高维生素、清淡、易消化的软食，禁烟、酒，多喝水，取坐位或半坐位进食。因口腔黏膜反应及喉头水肿严重导致进食困难时，可给予静脉营养支持。进食时取坐位，细嚼慢咽，勿讲话，饭后保持体位 30～40 分钟。

（2）气管造口处皮肤受射线损伤，易被痰液污染，可每日给予生理盐水清洗造口周围皮肤，避免使用酒精和活力碘，保持套管周围清洁，做好套管护理。保持气道湿润，局部使用纱布或口罩遮挡，防止异物进入。

（3）放疗晚期最常见的并发症是喉头水肿、喉软骨炎和喉软骨坏死。应多饮水，禁烟酒，进食清淡温凉饮食，避免用声，改用纸笔交流。当出现咽部疼痛充血、喉头水肿或痰液黏稠时，可用生理盐水 3～5 毫升加庆大霉素 1 支、糜蛋白酶或盐酸氨溴索（沐舒坦）1 支进行雾化吸入，必要时可加用抗感染、消肿和激素等药物。

（4）保护放射照射区域的皮肤，避免日照，忌用肥皂及化学性护肤品；应穿着棉质、低领、宽松的衣服，清洁皮肤时只需用清水轻轻擦洗即可；随着放疗剂量的增加，局部皮肤发生感染或破溃时，遵医嘱酌情暂停放疗。可给予贝复济（重组人体表皮生长因子衍生物）外敷或比亚芬软膏涂抹照射区域的皮肤。

（5）放疗期间个别患者可发生血象改变，尤其是白细胞减少，每周至少复查一次血象。如白细胞数下降低于 3×10^9/升暂停放疗，低于 1×10^9/升时，予保护性隔离，病房限制探视。放疗期间免疫力下降。应避免去公共场所，避免接触感冒或病毒感染者，以免并发严重的感染。

（6）放疗前后半小时暂禁食，放疗后静卧 30～60 分钟。放疗中保持摆位时体位,切忌自行移动。

（高彩霞）

71‑7. 喉癌放疗后需要注意什么?

放疗结束超过 2 个月,若仍有肿瘤残存,应考虑手术治疗(部分或全喉切除)。

放疗后 3～6 月,要密切注意水肿情况,尤其是会厌。喉癌放疗后 3 月喉水肿仍持续存在、加重、放疗后 3 月再次出现喉水肿经抗生素治疗后不消退、喉部肿胀伴有声带固定,则要警惕有可能存在残留肿瘤,必要时行喉切除术,但术前最好有病理证实。

随访期：放疗后第 1 年应第 6～8 周复查 1 次,第 2 年每 3 个月,第 3 年每半年复查 1 次,以后每 1 年复查 1 次。

（邹丽芬）

72. 甲状腺癌放疗及防治常见问题

72‑1. 甲状腺癌有哪些临床症状

甲状腺癌早期往往没有症状,往往是在体检中由医生发现,或患者本人在无意中发现颈部肿块。肿块可以为单发或多发,质地较硬,可随吞咽在颈部上下移动。肿块一般生长缓慢,但随着肿块长大,侵犯到周围喉返神经的时候,可出现声嘶或说话声音改变;气管和食管受到压迫可出现吞咽困难或呼吸困难;如静脉受侵犯则可因回流不畅引起面部水肿。这些症状并非甲状腺癌所特有,感染、良性甲状腺肿或其他问题也能引起这些症状。甲状腺肿块因在早期发现后及时就诊,按医生建议及时手术或积极随访。

（方　芳）

72‑2. 甲状腺癌有哪些治疗方法

手术治疗：此为甲状腺癌的首选治疗方式。不论病理类型如何,只要有指征就应该尽可能手术切除,且主张作全甲状腺切除术。如手术已切净,无残余肿瘤者,手术后不必进行预防性放疗。

放射碘治疗：对恶性程度较低的癌如分化好的乳头状癌和滤泡癌,术后微小残存病灶或复发转移病灶可采用^{131}I(碘‑131)治疗,一般不行术后放疗。

外照射放疗：对于分化差的癌（甲状腺髓样癌）、未分化癌或手术切除不彻底者，进行放射治疗是有价值的。对已丧失手术时机的晚期甲状腺癌，可作姑息性放疗，但疗效差。

辅助治疗：甲状腺癌手术、放疗后，予以甲状腺素长期服用，有助于抑制残留甲状腺的增生，对防止癌灶的复发有一定的作用。对未分化和分化差癌应予以化疗。

（方　芳）

72‑3.　甲状腺癌放疗效果怎么样

甲状腺癌的预后与病理类型、肿瘤的大小、是否累及包膜、性别和年龄等因素有关。乳头状癌预后最好，5 年生存率为 73%～93%；滤泡癌次之，5 年生存率为 57%～85%；髓样癌为 50%；未分化癌最差，5 年生存率仅为 18.9%。原发肿瘤越大，预后越差，病变限于甲状腺包膜内比超出甲状腺外者存活率高。乳头状癌、滤泡癌和髓样癌的预后与年龄有密切的关系，40 岁以下者 10 年生存率为 92.6%，40 岁以上者为 70.1%。术后放疗（内放疗或外放疗）有助于降低肿瘤局部复发，改善预后。甲状腺癌的放疗注意事项与喉癌相似，需要补充的是，甲状腺癌患者需终身补充甲状腺激素，需定期监测激素水平。

73.　食管癌放疗及防治常见问题

73‑1.　食管癌有哪些临床症状

食管癌的临床表现与其发病部位及临床分期密切相关。发病早期一般症状多不典型、没有特异性、时好时坏和反复出现。患者往往有咽喉部异物感或干燥、紧缩感，在吞咽粗糙食物时，感觉更加明显，或是吞咽食物时下行缓慢、有滞留感。这些症状进行性加重是食管癌的一大特点，轻微的不适，往往使患者误认为食管擦伤或认为是吃硬性食品时未喝水造成的，并且这些症状不经治疗可以好转，但容易反复出现，且吞咽困难程度逐渐加重。有些患者也可能间断性出现胸骨后或心窝部烧灼感，去医院检查，也常常找不到原因。

绝大多数食管癌患者确诊时已经是中晚期，最常见的典型症状为进行性吞咽困难，开始进食大块食物时出现，逐步发展为进食米饭大小食物时也需要水或稀饭冲下，随后发展为只能进食半流质或流质饮食，严重者完全梗阻，并常伴有持续性口吐泡沫样黏液。多数患者会有疼痛,多为进食时吞咽痛,晚期会出现持续性胸骨后或背部疼痛。疼痛常常提示肿瘤已经有外侵。疼痛严重不能入睡或伴有发热者,不但手术切除的可能性小,而且应注意肿瘤穿孔的可能。转移到颈部及锁骨上淋巴结的患者会出现声音嘶哑,这是肿瘤直接侵犯或气管食管沟淋巴结转移后压迫喉返神经引起的。少数食管癌患者也会因呕血或黑便而来医院就诊。对于有穿透性溃疡的病例特别是 CT 检查显示肿瘤侵犯胸主动脉者,应注意出血可能。患者因梗阻而进食减少,营养情况日趋低下,消瘦、脱水常相继出现。肿瘤扩散时也会出现体重下降、发热等情况,严重者会出现恶液质、脱水、甚至器官功能衰竭。晚期转移的患者会引起相应症状,如肺转移时出现咳嗽、胸闷、呼吸困难等;腹腔淋巴结转移时,出现腹痛、食欲下降;肝转移时,出现右上腹痛、食欲下降、黄疸、腹水、大出血和昏迷等。

(郭小毛)

73-2. 食管癌有哪些治疗方法

对于食管癌应强调早期发现、早期诊断及早期治疗,其治疗原则是以手术和放疗为主的综合性治疗。根据病情进展及预后,食管癌一般分为四期。Ⅰ期患者应行外科切除,Ⅱ、Ⅲ期可行外科切除,也可先放疗或化疗或同时化、放疗,再争取外科治疗或术后化疗或放疗,以提高切除率和远期疗效。Ⅳ期患者以化疗和放疗为主,以延长生存期并提高生活质量。由于颈段食管解剖结构特殊,因此颈段食管癌一般采用单纯放疗或以放疗为主的综合治疗,手术仅限于放疗失败者。

传统的照射方法有可能使得部分肿瘤漏照或处于低剂量区,也可能使得部分正常组织的照射剂量偏高。近年来随着 CT 模拟定位和三维治疗计划的应用,使靶区在受到准确的适形高剂量照射的同时,周围正常组织的受照剂量大大减少,从而有望提高食管癌的局部控制率。食管癌的放疗根据治疗目的的不同可分为:根治性放疗、辅助放疗及姑息性放疗。对于Ⅰ、Ⅱ期的患者可以采用根治性放疗,联合或不联合化疗。照射范围包括肿瘤实际侵犯范围和有可能出现淋巴结转移的区域。对于足量体外照射后局部有病变残存的患者,可腔内追加照射。辅助放疗包括术前放疗和术后放疗,目的是为了增加手术机会、尽可能保留器官功能和降低局部复发率。对于有症状的远处转移患者可行姑息放疗,以减轻患者痛苦。有严重恶液质、明显食管穿孔症、食管瘘和严重内科疾病的患者严禁放疗。

射波刀治疗食管癌目前仍在临床研究阶段,可适用于术前降期和局部加量放疗,目的在提高局控率、缩短疗程,减轻正常组织被照射的剂量和副作用。现阶段避免单独使用射波刀治疗食管癌,避免癌细胞侵犯食管之处因肿瘤快速消退产生瘘管。

（郭小毛）

73-3. 食管癌放疗如何进行

食管癌的放疗是个非常复杂精密的过程。首先应对患者进行常规检查,明确疾病分期和放疗目的。然后行食管定位 CT,了解肿瘤的大小、侵犯范围。后续医生勾画靶区、与物理师等制定放疗计划,最后由放疗技师进行放疗。放疗过程中还需要改善患者的一般状况,积极治疗各种并发症。

CT 模拟定位是放疗计划制定的第一步。患者的积极配合非常重要。一般颈段和上胸段食管癌患者采用面罩固定,下胸段患者采用真空垫固定,保持仰卧位。一般采用增强 CT 扫描确定射野的等中心,然后扫描所见的食管癌原发灶、管腔外生长的肿块及纵隔、锁骨上肿大淋巴结及相应的淋巴引流区。放射治疗中采用真空垫固定的患者皮肤上将以紫色标记划出治疗范围,在治疗期间,光束必须通过划定的皮肤表面进入治疗部位。接下来将由医生勾画肿瘤靶区,并根据不同病变程度制定不同的处方照射剂量。物理师会根据医生的处方制定放疗计划,这是整个流程中至关重要的一个环节,需要在满足足够量的肿瘤照射基础上保护正常组织,接下来就可以接受放疗了。在第一次治疗时摆位需要医师、物理师及技师同时在场。第一次治疗及每周,技师都会拍摄验证片保证放疗精确性,并且每周会核对治疗单保证放疗的准确性。

（郭小毛）

73-4. 食管癌放疗效果怎么样

放射治疗一直是食管癌重要的治疗方式之一,随着放疗技术的提升,以精确定位、精确计划和精确治疗为核心的精确放疗得到了快速的发展,食管癌的放疗效果也得到了极大提高。

食管癌单纯放疗的生存率并不高,接受传统剂量单纯放疗的患者 5 年生存率只有 8.0%～16.0%。使用后程加速分割至总剂量为 68.4 戈,5 年存活率达33%。然而,另有研究显示单纯放疗的患者 3 年生存率为 0。因此建议单纯放疗只用于不能接受化疗的患者或仅作为姑息治疗。单纯近距离放疗作为一种姑息治疗,能达到 25%～35% 的局控率,中位生存期 5 个月。临床试验表明,高剂量的近距离放疗与外照射放疗局控率与中位生存期相当。因此,放疗或联合放化疗后追加近距离放疗虽然认为有一定作用，但具体还不明确。在辅助治疗方面，随机临床试验没有显示术前或术后单纯放疗能够延长生存期。但对于可行手术切除的食管癌患者，放化疗联合手术较单纯手术治疗可显著延长 3 年和 5 年的生存率。术前放化疗同样可以降低肿瘤分级。虽然获益率很低，但是生存时间上的差别很明显。

同步放化疗是中晚期食管癌的标准治疗方案。同步放化疗患者的中位生存期和 5 年存活率均明显高于单纯放疗患者，8 年存活率达到 22％，局部原发部位治疗失败发生率也较低。

因此对早期可切除的食管癌，可以选择术前化放疗加手术治疗。对因其他原因不能手术或晚期不可切除的食管癌，同步化放疗效果最佳。

（郭小毛）

73 - 5. 食管癌放疗会有什么不良反应

食管癌患者在放疗中会出现一定程度的不良反应，但大多数患者都是可以耐受的。放疗不良反应一般包括局部反应和全身反应。局部反应主要包括放射性食管炎、放射性气管炎、食管穿孔、食管瘘及大出血和放射性肺炎等。放射性食管炎多发生在 2～4 周，表现为吞咽疼痛、进食困难，主要原因为食管黏膜充血、水肿、渗出及糜烂。放射性气管炎是由于在胸部食管和气管伴行，气管受到射线影响出现的炎症反应，多为干咳无痰。有的患者肿瘤侵及周围器官或血管，放射治疗中或放射治疗后肿瘤退缩明显，有可能出现严重合发症如穿孔、出血、食管瘘等，这并非放射治疗剂量超量所致。随着放射治疗技术改进，放射性肺炎已明显减少，但近几年放化疗同期或序贯应用，使放射性肺炎发生率有所增加。放射性肺炎常发生在放疗开始后的 1～3 个月，可表现为低热、咳嗽、胸闷、呼吸困难，严重者出现急性呼吸窘迫，高热，常可导致患者死亡。另外，较少见的不良反应还包括放射性肋骨炎、食管狭窄和放射性脊髓炎等。

多数患者无明显的全身反应或全身反应较轻。最常见的有乏力、食欲下降、恶心欲吐、体重减轻。一般给予输液、支持治疗及增加食欲的药物治疗，即可保证顺利完成治疗。

（郭小毛）

73 - 6. 食管癌放疗期间要注意什么

食管癌患者放疗期间应以清淡饮食为主，饮食要高蛋白，好消化易吸收，宜多吃含维生素、无机盐等丰富的水果、蔬菜等。避免进食冷食，也不要吃辛辣食物,因为这些食物容易引起食管痉挛,发生恶心呕吐,疼痛和胀麻等感觉。当患者出现哽噎感时,不要强行吞咽,否则会刺激局部癌组织出血、扩散、转移和疼痛。如果出现食物残渣梗阻情况,不要自行处理,可以到医院用食管镜将食物取出。对于完全不能进食的食管癌患者,应采取静脉高营养的方法输入营养素以维持机体的需要。

食管癌患者放疗后,皮肤常会变得干燥。放疗结束几周后,多数患者皮肤反应会消失。注意平时不要摩擦、抓搔敏感部位。勿用水用力清洗,以保持照射野皮肤标志线清晰完整。治疗和治疗结束几周内,除非经过医生许可,不要在接受放疗的部位上涂抹药物、护肤霜、香水等。放疗时和放疗结束后一年之内,避免接受放疗的皮肤暴露在阳光下。食管癌放疗会造成机体造血能力下降,白细胞或血小板降低。病人可采用西药或中医药辅助调理。放疗中应定期复查食管 X 线片,了解肿瘤退缩情况。如病人胸背痛加重,有频繁咳嗽、发热、大吐血等症状说明可能有食管穿孔,要调整方案及时处理,必要时停止放疗。放疗过程中患者需要定期体检,了解颈部和锁骨上等浅表淋巴结情况,如放疗中出现新转移灶应及时调整治疗方案。

(郭小毛)

73 - 7. 食管癌放疗后需要注意什么

食管癌是食道黏膜癌变,黏膜受损,放疗后食道平滑肌及结缔组织也会变薄变脆。因此在放疗结束后半年不能食用粗糙或坚硬的食物,以防划破食管,造成瘘。放疗可能会导致人体白细胞的下降,从而导致免疫力的下降,因此患者在饮食方面应当注意口味要清淡,同时多食用菌类、鱼汤、鸡汤等提升白细胞,忌食辛辣刺激、霉变及腌制性食物,忌烟酒。放疗结束后,有些患者可能还会有虚弱和疲劳感,应注意尽量卧床休息,保持乐观的心态,促进正常功能的恢复。

放疗结束后 1 月内患者应进行体格检查、血常规、血液生化、胸部 CT 和腹部 B 超检查,复查时应注意有无上纵隔区和锁骨上淋巴结转移。治疗后 1 年内每 2～3 月复查上述项目,治疗后第 1 年每 3 个月复查 1 次,第 2、3 年每半年复查 1 次,以后每年复查 1 次。必要时行骨扫描、腹部 CT 检查。如果出现任何异常情况应立即复诊。对于接受同步放化疗的患者后续还需要继续化疗 2～4 个疗程,新辅助放疗后的患者在 1 月内争取接受手术治疗。对于晚期姑息放疗的患者则需要根据身体情况决定后续治疗方案。

(郭小毛)

74. 原发性肺癌放疗及防治常见问题

74-1. 肺癌有哪些临床症状

肺癌的临床表现与肿瘤的部位、大小，是否压迫、侵及邻近器官以及有无转移等情况有密切关系。

肺实质基本上没有痛觉神经，所以肺癌可以发展到相当大而不产生任何症状，而只有5％的患者会在进行其他检查时发现肿瘤。呼吸系统症状的主要表现是咳嗽、咳血、胸痛、发热及胸闷等。咳嗽是最常见的症状，肿瘤在较大的支气管内生长，常出现刺激性咳嗽。肿瘤增大影响支气管引流，继发肺部感染时可以有脓痰甚至血痰。有的患者由于肿瘤造成较大支气管阻塞，可以出现胸闷、气短、发热和胸痛等症状。肿瘤压迫邻近器官、组织或发生远处转移时，可以产生膈肌麻痹、声音嘶哑、胸腔积液等。近15％的患者是以转移灶为最早表现，在腺癌和小细胞肺癌中血行转移最常见。以颈部淋巴结、肝、肾上腺、骨、肾和脑转移常见，进而出现相应的一系列症状。

10％～20％的患者伴有肿瘤伴随综合征，累及系统较多，病因机制不明。常见的有：肺源性骨关节病综合征（杵状指、骨关节肿痛、骨膜增生等）、抗利尿激素分泌异常综合征、高钙血症等，还有库欣综合征、重症肌无力或男性乳腺增大等情况，约16％的患者伴有神经肌肉症状。部分患者合并皮肤病如：硬皮病、黑色棘皮病。另外晚期肺癌患者同样会出现其他肿瘤的共同表现，如厌食、消瘦、乏力，最后发展为恶病质。

（傅小龙　何　健）

—— 专家简介 ——

傅小龙　何　健

傅小龙，教授，上海交通大学附属胸科医院放疗科主任，博士生导师。目前担任中华医学会放射肿瘤学分会副主任委员、中国抗癌协会肺癌专业委员会常务委员、上海市抗癌协会肺癌分子靶向与免疫治疗专业委员会副主任委员等多个学术职务。主要研究领域为胸部肿瘤的放疗及综合治疗。

何健，复旦大学附属中山医院放疗科主任医师，博士生导师，肺癌亚专科主任，上海市呼吸病研究所肺癌放疗研究室主任，中国老年肿瘤专业委员会委员，上海市医学会肿瘤放射治疗专科分会委员及上海市抗癌协会鼻咽癌专业委员会委员。主要研究领域为肺癌、食管癌、鼻咽癌、宫颈癌、骨转移癌等恶性肿瘤放疗。

74‑2. 肺癌有哪些治疗方法

治疗肺癌必须做综合的判断以确定最佳治疗方案，对应不同的锁芯去寻找合适的钥匙。合理地运用手术、放疗、化疗、靶向治疗及生物治疗等综合治疗，进行针对性、个体化的治疗。

国际上采用统一的标准把肺癌分为Ⅰ、Ⅱ、Ⅲ、Ⅳ四期。其中Ⅰ期和Ⅱ期特点是肿瘤较小、较易切除，并且没有远处转移，可以采用手术、放疗和化疗，最后的愈后较好。而Ⅲ期则以手术结合放疗和化疗为主。Ⅳ期肺癌不能手术，只能采用放疗和化疗。放疗是肺癌治疗的重要手段之一，主要包括单纯放疗和与手术联合的放疗。单纯放疗根据患者的具体情况给予根治性放疗和姑息放疗；与手术联合的放疗包括术前放疗、术中放疗和术后放疗。根治性放疗是指应用肿瘤致死量的射线，全部消灭恶性肿瘤的原发和转移病灶。一般身体情况较好，肿瘤局限在一侧胸腔，无远处转移的肺癌患者可以选择根治性放疗。20%～30%的早期肺癌患者因高龄、合并内科疾病(心肺功能不全、糖尿病)或拒绝手术而选择根治性放疗。姑息性放疗是指以解除晚期恶性肿瘤患者痛苦、改善症状及延长其生命为目的的放射治疗。对于胸腔内肿瘤区大，照射范围较大及远处转移灶均可以进行姑息性放疗。

进入 21 世纪以来，常规放疗设备的矩形和圆形照射野已经落后，随之研制的三维适形放疗、调强适形放疗和容积弧形调强放疗设备迅速在临床得到推广和应用。射波刀的出现使肺癌的局部精确放疗又上升了一个新的台阶。射波刀治疗原发性肺癌的最大优势是创伤小，治疗时间短，无出血和麻醉意外风险，患者治疗后恢复快，治疗总费用低。质子重离子治疗是当今放射治疗界的一大前沿热点，具有相当高的复杂性，但价格非常昂贵，能开展的单位也非常少。

（傅小龙　何　健）

74‑3. 肺癌放疗如何进行

现代的放射治疗科技含量很高，远不是人们所想象中"画画线"那么简单，更不是有些人认为的"理疗"。随着放射技术的发展，高精度的肺癌放疗实施过程包含了严格的流程和规范。

治疗前患者需完善各项检查并明确肿瘤的病理及分期，这样医生才能准确制定个体化的放疗方案，选用不同的放疗技术。为了合理的治疗增益比，现代放疗的最低技术要求是三维适型。CT 模拟定位是放疗计划制定的第一步。一般患者采用真空垫固定，采用仰卧位。直线加速器放疗的患者双手抱肘上举过顶，射波刀治疗的患者双手置于身体两侧。由医生操作机器进行定位。一般机器采用的是大孔径 CT 模拟定位机。CT 扫描的范围根据肿瘤的部位和肿瘤的大小而定，位于上肺的肿瘤扫描范围包括环甲膜到隔顶，位于中、下肺的肿瘤扫描范围为胸腔入口到隔下。总的原则是平静呼气末段屏气扫描，扫描范围超出肿瘤上、下界的 15 厘米。孤立性肺内病灶可仅行 CT 平扫。肿瘤伴有阻塞性肺炎或肺不张，或肿瘤临近胸壁、椎体旁，或肿瘤贴近纵隔大血管，则需行 CT 增强扫描。放射治疗中大多数患者皮肤上将以紫色标记划出治疗范围，在治疗期间，光束必须通过划定的皮肤表面进入治疗部位。

接下来在几个工作日内将完成治疗计划的设计，由肿瘤放射专业医师进行靶区勾画。物理师制定计划，这是整个流程中至关重要的一个环节，需要反复推敲，力求做到精益求精。计划完成后应进行评估，包括对肿瘤剂量的评估和对周围正常器官剂量的评估，由医师和物理师共同完成，以期做到"好钢用在刀刃上"。接下来就可以接受放疗了。

（傅小龙　何　健）

74－4. 肺癌放疗效果怎么样

约 65％的早期肺癌患者因年龄、医学原因不能或不愿接受手术。如对这部分患者予以最佳支持治疗，3 年生存率仅为 8％。对于这部分患者的放疗策略应该是缩小照射区域，同时提高放疗剂量。近年来新兴的立体定向放射治疗（SBRT）技术可以同时满足以上两个条件，已经被美国国家综合癌症网络（NCCN）指南推荐为可以作为不能手术或拒绝手术患者标准治疗。研究提示立体定向放射治疗（SBRT）的疗效不比手术差且能保持肺功能，减少因手术造成的肺功能下降和并发症增多的风险。

2013 年 NCCN 指南推荐局部晚期非小细胞肺癌采用同步放化疗作为规范治疗，其 1 年、3 年和 5 年生存率分别为 66％～84％、27％～60％和 21.2％～49％。晚期非小细胞肺癌自然生存期仅为 1～3 个月，目前仍缺乏有效的治疗手段，采用放化疗联合的方法可以使有效率达到 70％以上，生存期达到 8～12 个月。

局部放射治疗加上全身化疗的综合治疗已成为局限期小细胞肺癌的临床治疗模式。胸部照射能够提高局部控制率和生存率。化疗合并胸部放疗的患者局部区域的复发率为 30％～60％,远低于单纯化疗的 75％～80％。广泛期患者化疗后 75％患者胸腔内病灶残留,1 年后 90％患者胸腔内病灶进展。化疗后序贯胸部放疗可使无进展生存期延长至 8.3～17 个月,提高广泛期小细胞肺癌的局部控制率,提高患者生活质量,延长无进展生存期。

（傅小龙　何　健）

74 - 5. 肺癌放疗会有什么不良反应?

肺癌放疗的不良反应按发生的时间分为急性放疗反应和慢性放疗反应。急性反应在治疗后不久就会产生,并且通常在治疗停止后几周内完全消失,主要包括放射性食管炎、急性放射性气管炎和支气管炎、急性放射性肺炎、心脏反应、放射性脊髓炎和其他近距离的并发症;慢性反应可能需要 3 个月或几年才逐步显现出来,通常是永久性的,主要包括放射性肺纤维化、放射性食管损伤、放射性脊髓损伤、心脏损伤、臂丛神经损伤和肋骨骨折等。

急性放射性食管炎很常见,一般出现于放射治疗开始后的 2～3 周。合并化疗和有糖尿病的患者反应重,必要时暂停或停止放疗。急性放射性气管炎和支气管炎是放疗中主要的急性放射反应以刺激性干咳为主,或伴有少量痰,对症治疗多有效。急性放射性肺炎的发生率为 15％～20％,与肺本身的状态、肺接受照射的剂量、照射体积和分割剂量等因素有关。一般出现在治疗开始后的 1～3 个月,早期的症状为低热、干咳、胸闷,较严重者有高热、气急、胸痛。较严重者出现急性呼吸窘迫,甚至肺源性心脏病导致死亡。

肺的放射性纤维化出现于放射治疗后 3 个月以后,临床症状的出现与严重程度与放射治疗前肺本身的功能、照射剂量、受照肺的容积和分割剂量等因素有关。大多数患者无明显临床症状,或仅有刺激性咳嗽。急性放射性肺炎较严重的患者,表现为气急、运动能力下降、端坐呼吸、慢性肺心病、心力衰竭。即使脊髓的放射剂量限制在耐受的范围内,还有 5％左右的患者发生放射性脊髓炎。脊髓损伤表现为横断性脊髓损伤,甚至截瘫。对这类脊髓损伤无有效治疗方法。

（傅小龙　何　健）

74 - 6. 肺癌放疗期间要注意什么

大多数患者在放疗进行几个星期后都会感到疲倦,而且随着放疗的持续疲惫感会加剧。这时候就要注意休息,树立信心,保持心情舒畅,配合医护治疗。

放疗期间应预防感冒,避免到人群聚集区逗留,减少发生呼吸道感染的机会。一旦出现上呼吸道感染症状,应尽早治疗,以免诱发放射性肺炎。尽量进食清淡无刺激性的食物,避免粗、硬食物及刺激性食物,同时需要戒烟,停用其他有肺毒性药物。每周检查血常规,注意白细胞及血小板的动态变化,特别是用过化疗或同步化疗的患者。治疗部位的皮肤有可能会变得敏感,有色素沉着及瘙痒。应使用温水清洗皮肤,不要摩擦,要穿柔软宽松的衣服。不要摩擦、抓搔敏感部位,更不要把烫的或冷的东西,如热毛巾或冰袋放在皮肤上。许多护肤产品会在皮肤上留下一层东西,这样可能妨碍放疗或康复,因此不要随意涂抹护肤品。勿用水用力清洗皮肤,以保持照射野皮肤标志线清晰完整。

完成治疗计划的 1/3～1/2 时,要全面检查,复核治疗计划,作必要的调整或缩野放疗。治疗中如病情恶化,或有不明原因体质下降,或有远处转移时,要考虑终止治疗。如果患者的反应特别严重,应该及时和医生沟通,在尽量不影响治疗效果的基础上,根据患者的具体情况改变治疗方案。

(傅小龙　何　健)

74－7. 肺癌放疗后需要注意什么

肺癌患者放疗后需要积极随访,观察肿瘤治疗情况,发现和治疗转移灶,处理并发症要对患者进行心理护理,保持良好的精神状态,树立战胜疾病的信心,做好长期与疾病作斗争的准备。放疗结束后一年之内,不要让接受放疗的皮肤暴露在阳光下。放疗结束后需要观察放射性食管炎、肺炎等急性或慢性放射性损伤。有放射性食管损伤的患者应尽量清淡饮食,避免辛辣刺激性食物。由于机体免疫力低下,放疗后半年内应避免到公共场所,减少发生呼吸道感染的机会,吸烟患者一定要戒烟。一旦出现上呼吸道感染症状,应尽早治疗,以免诱发肺炎。有急性放射性肺炎的患者要注意咳嗽的变化和伴随症状,监测体温,严密观察呼吸的次数及深浅情况,如出现严重呼吸困难,要立即给予对症处理。

肺癌患者放疗结束后就需要进行相应检查,来判断放疗的效果,并且针对新出现的问题给与处理。放疗结束后需要每月定期进行实验室检查,包括血常规、肝肾功能、肿瘤标志物等。放疗后第 1 年每 3 个月进行胸部 CT 复查,每半年进行全身评估,包括 PET/CT 及颅脑 MRI。第 2、3 年每半年复查 1 次,以后每年复查 1 次。复查时应注意有无上纵膈区和锁骨上淋巴结转移,必要时行骨扫描、腹部 CT 检查。怀疑气管支气管内复发者还应考虑纤支镜检查。

(傅小龙　何　健)

75. 乳腺癌放疗及防治常见问题

75-1. 乳腺癌有哪些临床症状

乳腺癌是一种生长速度较缓慢的肿瘤,其早期症状并无特殊性,多数为偶然发现乳房内有无痛性、单发的肿块,其表面不平、不易活动、与周围组织分界不清。肿块最多是在外上象限,靠近腋窝处,其次是乳头、乳晕区。少部分患者出现乳头溢液,尤其血性溢液应注意,其中约 10% 便是由乳腺癌所引起。中晚期肿块可侵及胸壁,完全固定;肿瘤周围淋巴结受侵,皮肤水肿可以呈橘皮状,称"橘皮症";肿瘤周围皮下出现结节,称"卫星结节"。疼痛并不是乳腺肿瘤的常见症状,不论良性或恶性乳腺肿瘤通常都无痛的。有研究显示,绝经后女性出现乳腺疼痛并伴有腺体增厚者,乳腺癌检出率将增高。当然,肿瘤伴有炎症时可以有胀痛或压痛,晚期肿瘤若侵及神经或腋窝淋巴结肿大压迫或侵犯臂丛神经时可有肩部胀痛。

乳腺癌逐步进展可侵及淋巴管,向其局部淋巴引流区转移。其中,最常见的淋巴转移部位是同侧腋窝淋巴结,导致腋窝淋巴结肿大。少数可发生肺、肝、骨骼的转移,表现相应的症状。炎性乳腺癌是一种少见的临床类型,常呈弥漫性变硬变大,皮肤红、肿、热、痛和水肿明显。发病呈爆发性,十分近似急性炎症,因而又称为癌性乳腺炎。同其他晚期癌症的恶病质表现一样,乳腺癌患者可出现食欲不振或厌食,消瘦,乏力,贫血及发热等,器官功能衰竭以至死亡。

(贾　臻)

75-2. 乳腺癌有哪些治疗方法

乳腺癌的治疗主要包括手术、放疗、化疗和内分泌治疗等。合理的治疗方案取决于病理、年龄、月经、一般状态、心理因素等。对于早期的患者可以选择手术局部切除或全乳腺切除,术后部分患者可选择乳腺区放疗和内分泌治疗。近年来,随着乳腺外科和整形外科技术的发展,全乳腺切除术或保留皮肤的全乳腺切除术和乳房重建术的应用日益广泛,成为乳腺癌治疗的一个新趋势。中期的患者除了外科切除外,还需要视情况加用乳腺区和淋巴引流区辅助放疗、化疗和内分泌治疗,有的患者还需要新辅助放化疗。对于晚期的患者一般采用姑息放疗,加用化疗和内分泌治疗。

　　放疗是治疗乳腺癌的主要组成部分,目前多数学者不主张对可治愈的乳腺癌行单纯放疗,放疗多用于手术前后的辅助治疗及晚期患者的姑息治疗。术前辅助放疗可以提高手术切除率,使部分不能手术的患者再获手术机会。由于放射抑制了肿瘤细胞的活力,可降低术后复发率及转移率,从而提高生存率。术后放疗能够降低局部复发率,延长生存时间。保乳术后的患者应行术后放疗。近10年来,较早的乳腺癌以局部切除为主的综合治疗日益增多,疗效与根治术无明显差异,放疗在缩小手术范围中起了重要作用。对于局部晚期的乳腺癌,放疗仍是一种有效的局部治疗手段,放疗前切除全部肿瘤或作单纯乳房切除可提高疗效。乳腺癌发生远处转移时首先考虑化疗,适当地配合放疗可缓解症状,减轻患者痛苦,提高生存质量。如骨转移患者经放疗后疼痛可减轻或消失,对于有胸腰椎转移的患者,放疗可以防止或延迟截瘫的发生。

(贾　臻)

75 - 3. 乳腺癌放疗如何进行

　　乳腺癌进行放疗前首先要了解病史、病理并完成基本检查,如血常规、肝肾功能等,必要时行腹部超声、胸部 CT 和骨扫描。医生要注意体检,尤其是胸壁、腋窝及锁骨上等易发生局部转移的区域。术后的患者在患肢能高举过头顶的情况下才能放疗。根据患者的病情特点、手术情况、经济状况,选择不同放疗技术。有条件的患者,用 CT 模拟定位设计三维适形放疗或调强放疗。

　　模拟定位要求患者仰卧于乳腺放射治疗专用托架或真空垫上,双侧上肢上举固定,头偏向健侧。医生操作大孔径模拟 CT 进行定位。扫描范围包括整个患侧乳腺、腋窝及锁骨上区域。术后患者可参照健侧乳腺位置确定。放射治疗中患者皮肤上将以紫色标记相对位置,该标记在放疗期间必须保证清晰准确。改良根治术后的患者胸壁上放置补偿膜以保证足够的皮肤照射剂量。接下来将由医生勾画肿瘤靶区,并根据不同病变程度制定不同的处方照射剂量。一般采用直线加速器 6MVX 射线放疗,对亚临床病灶放疗剂量为 50 戈,对肿瘤所在的区域剂量加大。瘤床加量的区域可采用 B 超、CT 或 MRI 定位,或根据术前钼靶片及术中放置银夹定位。对于无以上资料者,建议沿切口外放 3 厘米。对切缘阳性患者拒绝再手术者,或肿瘤位置较深者,可采用[192]Ir(铱 - 192)插植放射治疗。物理师会根据医生的处方制定放疗计划,在满足足够量的肿瘤照射基础上保护正常组织。

(贾　臻)

75－4. 乳腺癌放疗效果怎么样

放射治疗作为乳腺癌治疗的组成部分发挥着重要作用，主要用于乳腺癌根治术前或术后的辅助治疗，以及晚期乳腺癌的姑息性治疗，对于可治愈的乳腺癌不主张行单纯放射治疗。

临床上发现保乳术后未放射治疗的患者，乳腺肿瘤复发绝大多数在瘤床附近。早期乳腺癌行保乳手术联合术后辅助放疗疗效与根治术相当，据报道我国早期乳腺癌术后联合辅助放疗后 5 年生存率为 88%～97%。

目前认为乳腺癌术后接受辅助化疗或内分泌治疗的前提下，术后放疗主要适用于局部区域复发高危的患者，即 T3 期或≥4 枚腋窝淋巴结阳性患者或1～3 个淋巴结阳性但腋窝淋巴结检测不彻底者。改良根治术后辅助放疗使局部复发和区域淋巴结复发率降低 2/3。对 1～3 个腋窝淋巴结转移的 T1、T2 期乳腺癌患者，术后不做放疗的局部区域复发率为 6%～13%。研究发现对于这类患者如果伴有高危因素，如年轻、淋巴管浸润（LVI）阳性、淋巴结转移 3 个、三阴性、原发病灶直径＞4 厘米，或有皮肤、乳头侵犯，辅助放疗可将局部区域复发率从 27% 降到 4%，并将 15 年总体存活率从 48% 提高到 57%。全乳腺切除术和乳房重建术实质上与根治术的性质是相同的，不少病人需行术后放射治疗，但术后放射治疗对乳房重建术的美容效果及并发症发生率产生明显的不良影响。

（贾　臻）

75－5. 乳腺癌放疗会有什么不良反应

放疗在治疗肿瘤的同时，也可能带来一系列不良反应。充分认识并及时处理这些不良反应，就能将危害降至最低，获取最佳疗效，提高乳腺癌患者的生活质量、延长寿命。

疲劳是放疗最常见的不良反应，尤其是最后的几周和治疗后，特别容易疲劳。因此应该注意合理饮食，多休息。照射区皮肤早期可出现红、肿、痛、发痒等反应，晚期可出现色素沉着、毛细血管扩张等。因此，尽可能保持照射区皮肤的清洁干燥，减少局部皮肤的洗浴，减少刺激。大多数患者放疗后乳房外观、感觉与前一样，但少数人乳房可能变硬、大小改变或者皮肤变得更敏感或麻木。骨髓细胞对放射线特别敏感，因此在实施放疗时容易造成骨髓损伤、抑制造血，从而导致白细胞及血小板下降。急性放射性食管炎多于放疗的 2～3 周发生，放射性肺损伤可表现为胸闷气急、咳嗽、低热，严重者可出现肺炎，表现为高热、胸痛、呼吸困难。出现上述情况，应及时就医。年纪轻、左乳癌放疗、同时应用蒽环类化疗药物或者赫赛汀靶向治疗的患者，出现心脏损伤的风险较高。目前精确放疗技术可大大减少的放疗后心脏损伤的概率，但如发生心脏损伤，应及时就医。另外，乳腺癌放疗还可引起肋软骨炎导致自发性骨折、肩关节僵硬导致活动障碍等。

（贾　臻）

75-6. 乳腺放疗期间要注意什么

乳腺癌患者的放疗部位皮肤组织较薄，弹性差，特别容易产生皮肤反应且不易恢复。为了避免出现严重的皮肤反应，患者要保持胸壁、腋窝处皮肤干燥，穿清洁、柔软、宽松棉制内衣。如无医嘱，不要在放疗的照射部位涂任何护肤用品。避免放疗区域皮肤摩擦受压，不用过热的水洗浴。如有皮肤红、胀、痒、疼痛，不要用手抓挠或乱涂药物，应遵医嘱用药，有效地控制皮肤反应。如果出现湿性反应，必要时暂停或终止放疗。

另外，还需要每日检查皮肤上标记线是否清晰。部分患者在放疗过程中会出现消化系统不良反应，因此要合理调整饮食，保持营养均衡，忌食过冷、过热、油腻、辛辣等刺激性强的食物，戒烟戒酒。放疗中患者应坚持患肢徒手功能锻炼，或在临睡时用软枕垫高患肢以促进血液流通，以避免放疗引起淋巴回流受阻，导致肢体肿胀、肌肉萎缩。

许多患者在放疗前接受过化疗，应每周观察血象变化。如发现白细胞降低，机体的免疫力下降，有发生感染的危险，应暂停放疗。除给予药物治疗外，应对患者进行保护性隔离，病房进行通风、消毒，保持空气清新。病人应注意休息，减少外出和探视，保持清洁卫生。患者如果出现咳嗽、心脏不适等需及时就医。

（贾　臻）

75-7. 乳腺癌放疗后需要注意什么

放疗结束后第 1 周、第 1 月要随访观察皮肤反应情况，必要时增加随访次数。放疗后第 1 年，每 3 个月需要随访血常规、肝肾功能、胸片、腹部超声等，以了解有无局部复发和远处转移，了解放疗后反应及并发症。放疗后 2～5 年每半年随访以上项目，放疗 5 年以后，每年随访。必要时加做全身 PET/CT 和骨扫描。若患者出现刺激性干咳、胸痛、淋巴结肿大等应该及时就诊。绝经后患者服用他莫昔芬有引起子宫内膜癌的风险，因此子宫完整的患者在用药同时每年接受妇科检查，并对出现任何阴道少量出血做有关检查。

由于乳腺癌放疗范围较大，有的涉及腋窝及锁骨上区，会影响患侧上肢的活动，甚至出现胸廓畸形。最重要的预防是及时进行功能锻炼，方法很多，如爬墙运动等。还要注意穿衣先穿患侧，脱衣先脱健侧，不能患肢静脉输液、测血压，不能提重物。总之，只要及时并坚持锻炼，患侧手臂功能是完全可以恢复正常的。另外，育龄期女性放疗后必须避孕 5 年，有的激素受体阳性的患者需要长期服用内分泌药物，需要遵照医嘱服药，并注意药物可能产生的不良反应。

（贾　臻）

76. 胸腺癌放疗及防治常见问题

76-1. 胸腺癌有哪些临床症状

胸腺癌多见于成年男性，平均年龄 50 岁，其中黏液表皮样癌与腺鳞癌可见于中老年女性，类淋巴上皮癌也可见于儿童，基底细胞样癌多见中老年男性。临床表现和胸腺瘤相似，但发展较快且容易导致纵隔移位。

早期胸腺癌表现较为隐匿，不易发现。肿瘤生长到一定体积时，患者会出现胸痛、胸闷、咳嗽及前胸部不适。胸痛的性质无特征性，程度不等，部位也不具体，常予对症处理。症状迁延时久，患者行 X 线检查或某些患者在体检时发现纵膈肿物。大多数胸腺癌患者在首次发现时已有外侵或转移表现。一般多侵犯周围器官或向前纵膈巴结、无名静脉、胸膜、肺、心包扩散转移。部分患者可有消瘦、盗汗、咳嗽、呼吸困难等症状。若肿瘤较大，可出现上腔静脉阻塞表现。被忽略的肿瘤此时常生长到相当大体积，压迫无名静脉或出现上腔静脉梗阻综合征的表现。剧烈胸痛，短期内症状迅速加重，严重刺激性咳嗽，胸腔积液致呼吸困难，心包积液引起心慌气短，周身关节和骨骼疼痛，均提示恶性胸腺癌或胸腺肿瘤的可能。

胸腺癌特有的表现是合并某些综合征，如重症肌无力、单纯红细胞再生障碍性贫血、低球蛋白血症、肾炎肾病综合征、类风湿性关节炎、皮肌炎、红斑狼疮等，继而出现相应的临床表现，其发生机制尚不清楚。

（居小萍）

76-2. 胸腺癌有哪些治疗方法

胸腺癌是一种很少见的疾病，标准的治疗模式仍然没有建立，目前还是以多学科的综合治疗为主。手术是胸腺癌治疗的基石，治疗首选手术。争取尽可能多的切除肿瘤,侵犯心包、膈神经者争取一并切除。对于难以完整切除的病例,行病灶姑息性切除也能减少肿瘤负荷。如估计肿瘤巨大或与邻近结构关系密切而切除困难时,可先作术前放疗,有利于提高切除率。胸腺癌术后一律作辅助放疗,部分患者行化疗。胸腺癌对化疗不敏感,指南推荐紫杉醇＋卡铂方案为胸腺癌化疗的一线方案。

胸腺癌初诊时中晚期比例较大,完整切除机会不多,并且胸膜和心包直接侵犯和种植转移率高,锁骨上淋巴结转移率高,因此放疗成为其重要治疗手段。放疗范围应该包括相应纵隔和部分或全部心包。目前三维适形放疗和调强适形放疗已应用于胸腺癌的治疗中,可以更好地保护正常组织,减少放疗不良反应,提高肿瘤局部剂量。术后放疗的剂量一般为 50～60 戈,据统计该类患者局部复发区域多在照射野外。对于不能手术的或仅做单纯活检的放疗剂量要达到 60 戈以上。对胸腺癌伴有肌无力患者,应先行放疗或术前辅助放疗,伴纵隔压迫征者应先行冲击化疗,使瘤体缩小后再放疗。对于晚期广泛转移的患者可行姑息性放疗对症处理,提高生存治疗。

(居小萍)

76－3. 胸腺癌放疗如何进行

放疗前患者需完善相应检查,主要包括血常规、肝肾功能、胸部 CT、腹部超声等,还需要确认是否合并患有重症肌无力、贫血、低球蛋白血症等疾病。如果是术后的患者行辅助放疗,还需要完整详尽的病理报告,包括侵犯范围及切缘情况。医生根据病变、范围、病理类型、手术情况、患者一般状况及是否合并内科疾病确定放疗目的,选择合适的放疗手段。

首先进行模拟定位。使用真空垫固定患者,少数患者因胸腺异位导致肿瘤在下颈部等区域,可考虑采用头部大面罩固定。定位采用螺旋 CT 扫描。一般采用增强 CT 扫描,可使肿瘤病灶得到清晰显示。扫描范围由肿瘤病理及影像学结果决定。一般包括全部纵隔区和部分受累的邻近肺组织、心包等。采用真空垫固定的患者身上会标记紫色定位线,放疗期间务必保持清晰干净。后续医生将扫描到的图像经光缆传输到直线加速器放射治疗计划系统中,根据术前影像结果和手术及术后情况勾画肿瘤靶区及周围重要危险器官。医生根据临床经验、摆位误差确定肿瘤靶区,并同时设定脊髓、心肺等危险器官。物理师对靶区处方剂量进行计划设计,一般采用 5 个左右固定适形野或其他射野照射,可得到较好的剂量分布。最后按照计划实施放疗。

合并重症肌无力或肿块较大者,需从小剂量开始放疗,并需用抗胆碱酯酶药物控制肌无力，避免使用可能加重重症肌无力的药物，放疗过程中应做好突发重症肌无力危象的抢救工作。及时观察肿瘤退缩并及时缩野。局部有肿瘤残留时，可行局部加量。

（居小萍）

76－4. 胸腺癌放疗效果怎么样

尽管目前还缺乏大规模的前瞻性临床试验证明放疗对胸腺癌的效果，但由于胸腺癌对放疗的高敏感性，使放疗在治疗胸腺癌方面得到了共识。放疗能显著改善预后，胸腺癌患者术后行辅助放疗能够明显减少局部复发率。Ⅱ期术后局部复发率从 28％～36％降至 0～5％，Ⅲ期局部复发率从 53％降至 28％。国外有报道 26 例胸腺癌术后放疗取得 5 年生存率 77％的结果；国内报道术后放疗 5 年生存率达 55％，术后中位照射剂量 56 戈的 5 年局部控制率达 84％。充分说明了胸腺癌术后放疗能取得较好的局部控制率和改进姑息切除术的治疗结局。

一些学者也对术前接受放疗的胸腺癌进行了小规模的研究，对象主要是病变广泛的、难以直接根治切除的患者，术中发现肿瘤体积明显缩小，放疗有效率高达 80％，手术切除率明显提高。

回顾性总结 30 年间胸腺癌手术联合术后辅助放疗治疗的经验和治疗结果，5 年生存率达 55％，5 年局部控制率达 71％，提示胸腺癌手术加术后放疗是一种较理想的治疗模式。由于远处转移占所有死因的比例高达 78％，因而有必要对局部晚期和远处转移的胸腺癌进行多中心随机对照的研究。

（居小萍）

76－5. 胸腺癌放疗会有什么不良反应

胸腺癌患者在放疗中的不良反应主要包括全身反应和局部反应。全身反应主要包括食欲不振、疲乏无力、头晕头痛、失眠及免疫功能低下等情况，一般情况不会很严重，不需要特殊处理。由于放疗会抑制骨髓造血功能，导致白细胞、血小板或红细胞数量下降，如果下降明显，则可能会伴发感染、出血等风险。

胸腺癌患者放疗的局部反应主要集中在胸部。放疗开始后 2～3 周，患者放疗区皮肤会出现干燥、色素沉着、烧灼感、脱毛、皮肤脱屑、瘙痒，严重的出现水疱破溃甚至感染。患者在放疗的 1～2 周后可能会出现下咽痛或胸骨后不适的感觉，尤其是进食时，这是因为在放射野内食管接受了放疗，出现黏膜充血、水肿，这一般多为暂时现象，能够自愈。严重者可出现胸部剧痛、发热、呛咳、呼吸困难、呕吐、呕血等，应警惕食管穿孔或食管气管瘘的发生。少数患者会出现放射性肺损伤的表现，一般放疗 2～3 个月后出现刺激性咳嗽，个别在放疗半年后出现刺激性干咳，活动后加剧。这类患者易发生呼吸道感染而使症状加重，出现发绀，甚至危及生命，较重者可能需要暂停放疗并住院治疗。由于部分胸腺癌已经外侵到心包，部分心包也在照射范围内，因此有的患者会出现心肌炎、心包炎、冠状动脉病变和心律失常等。放疗的 24 小时内心脏就可产生急性反应，迟发性反应约发生在照射后 6 个月或更长时间。由于目前放疗技术及设备的改进，放射性心脏损伤发生率已明显下降。

（居小萍）

76‑6. 胸腺癌放疗期间要注意什么

胸腺癌放疗的过程中患者需要注意调整心态，多与家人朋友沟通，保持积极乐观的生活态度。放疗时有可能出现食欲减退的现象，应自觉戒除吸烟酗酒等不良习惯，多进食蛋白质丰富的食物，保证一定量的蔬菜水果摄入。

单纯放疗一般不易引起明显的血象下降，但在放疗过程中每周要复查血常规。对下降明显者，应选用升高血象的药物，同时还要预防感染，防止出血。放射治疗过程中，保护好放射区的皮肤。当皮损有少量渗液时，可以暴露渗液处皮肤，使其在干燥的环境下加速愈合。如果皮损严重或有感染迹象时，应及时就医。患者从开始放疗应避免进食刺激性食物以减少对食道黏膜的刺激。少食多餐缓慢进食，注意蛋白质、维生素及热量的摄入。如症状非常明显，亦可以通过抗生素及糖皮质激素来减轻黏膜的炎性反应及水肿，并适当予以静脉内补充营养。放疗前要检查肺功能，制定适宜的放疗剂量很重要。对高龄、有心脏病史的患者放疗时，要对心脏定期做全面检查。检查内容包括：心电图、超声心动图等，必要时可采取心肌活检及心导管检查。

（居小萍）

76‑7. 胸腺癌放疗后需要注意什么

胸腺癌容易出现外侵和转移，因此患者在放疗结束后应严格遵照医生的嘱咐定期到医院复查，以便根据情况作进一步治疗和处理。另外对于术后有残留的胸腺癌患者，辅助放疗后还需要接受化疗。放疗后第 1 年每 3 个月复查 1 次，复查内容包括血常规、血生化、胸部 CT、腹部 B 超等，如合并重症肌无力，还应查乙酰胆碱酯酶受体。第 2、3 年每半年复查 1 次，以后每年复查 1 次。

（居小萍）

77．肝癌放疗及防治常见问题

77－1. 肝癌有哪些临床症状

早期肝癌一般无明显症状。少数患者可能会出现一些非特异性表现，包括：上腹部不适、隐痛或闷胀、食欲减退、乏力、消化不良等。当肝癌进展后，可能会出现明显症状。

（1）右上腹疼痛：患者可表现为肝区的胀痛、钝痛等，该症状多由于位于肝脏表面的肿瘤不断生长，导致肝包膜受到牵拉，引起疼痛；若肿瘤位于肝脏内部，则多半为隐痛。

（2）黄疸：当肿瘤体积较大或肿瘤在肝脏内多发转移，导致肝脏代谢功能受到较明显的破坏时，就会使得胆红素无法完全清除，引起皮肤、巩膜黄染，同时尿色也会呈深黄色。此外，如果肝癌发生之前已经有肝硬化，那么黄疸症状就会更加明显。

（3）全身症状：患者可能出现食欲不振、厌油、全身乏力等表现；此外，由于肿瘤不断消耗身体营养物质，患者可能出现进行性体重减轻、消瘦。

（4）突发剧烈腹痛伴晕厥：该症状较少发生，多是由于肝脏肿瘤破裂出血，严重者可能因出血导致休克。

（5）伴癌综合征：该综合征是因肿瘤致机体内分泌或代谢紊乱所致。肝癌常见的伴癌综合征主要为低血糖、红细胞增多症。

（曾昭冲　王　健）

—— 专家简介 ——

曾昭冲　王　健

曾昭冲，复旦大学附属中山医院放疗科主任，教授，博士生导师。中国研究型医院学会放射肿瘤学分会副主任委员。主要从事肝癌、肺癌、食管癌的螺旋断层放射治疗。

王健，副主任医师。担任中国医师协会外科医师分会多学科诊疗专业委员会青年委员、中国医师协会肛肠科医师分会肿瘤转移专业委员会委员等。主要从事胸腹部肿瘤的精确放疗、放化疗同步治疗及靶向治疗。

77 - 2. 肝癌有哪些治疗方法

手术治疗：手术是任何一种肿瘤最易提到的治疗方法，但手术并不适合于任何时期的肝癌。若未对肝癌进行准确的评估，而盲目地推崇、坚持首选手术，反而会不利于患者的预后。根据现行的指南，手术一般适用于患者一般状况及肝功能较好、较局限的肿瘤，即未出现远处转移或肝内或血管多发转移、肿瘤体积不大的情况。肝移植适用于早期且有肝硬化基础的患者，但由于中国肝源有限，因此该方法未普遍应用。

介入治疗：介入治疗包括射频消融（RFA）、经动脉化疗栓塞（TACE）、经皮无水酒精注射（PEI）。射频消融的原理是在肿瘤内插入电极，通过局部高温使肿瘤坏死。一般用于肿瘤直径小于 2 厘米且无任何转移的肝癌患者，对于远离血管或胆管的肿瘤而言，效果可能更好且不良反应风险较低。经动脉化疗栓塞是沿肝脏血管，将导管置于肿瘤旁，并通过导管向肿瘤内注射化疗药物。一般也适用于较局限且肿瘤直径一般不大于 5 厘米的患者。无水酒精注射是经皮穿刺，向肿瘤内注射无水酒精，使其坏死。无水酒精注射较前两种介入治疗技术而言，临床应用较少，但也可在患者病情允许情况下进行操作。

放射治疗：放疗目前在肝癌治疗中逐渐受到重视，且越来越广泛应用。肝癌放疗技术包括调强放疗（IMRT）、立体定向放射治疗（SBRT）、质子和重离子放疗。调强放疗的优势在于照射区域与肿瘤三维空间结构拟合度较好，且剂量分布合理。立体定向放射治疗技术包括射波刀、螺旋断层放疗、伽马刀、速锋刀等。由于立体定向放射治疗与调强放疗相比，具有特有的优势，即在治疗过程中，可实时监测肿瘤的位移、形态的变化，从而调整射线的角度，达到精准治疗的目的。同时在肿瘤外，剂量跌落较快，最大限度地减少肿瘤周围正常组织的受照剂量，降低放疗不良反应风险。质子、重离子放疗是近几年发展的新技术，由于其自身的物理学特点，使得其在治疗中也取得较好的效果。

靶向治疗：目前最常用的肝癌靶向药物是索拉菲尼。在肝癌靶向治疗刚问世时，索拉菲尼是肝癌治疗的唯一药物。而近期，新的临床研究证实，瑞格菲尼对于索拉菲尼治疗失败或耐药的肝癌患者，可明显改善预后，开启了后索拉菲尼的靶向治疗时代。

对于肝癌的治疗而言，一般一种治疗很难达到较好的疗效，因此多需要联合多种治疗方法，或在不断复查及监测过程中，调整治疗方案，才能使患者获益最大。

（曾昭冲　王　健）

77‑3. 肝癌放疗如何进行

以目前较常用的立体定向放射治疗中的射波刀为例。肝癌射波刀治疗前一般均需要进行金标置入术。由于肝脏肿瘤会随着呼吸运动发生位移和形态改变，因此为了进一步提高放疗的精准性，一般建议患者在放疗前行金标置入术。置入的金标配合呼吸动度的模拟，可以很好地实时监测肿瘤，并精确地实施放疗，从而降低放疗不良反应的发生率。通常，在 CT 或 B 超引导下，在患者的肝脏肿瘤附近置入 1～4 枚金标，术后休息 7 天，再进行 CT 模拟定位。若金标发生明显移位，则需再次置入金标。

当日定位时，患者需空腹 4～6 小时。首先，根据患者的体型，制作真空负压垫，目的在于制动，并在定位和治疗时，始终维持一个固定姿势，便于治疗。然后将患者固定在负压垫中，置于 CT 定位床上，进行 CT 增强扫描，层厚 1.0～1.5 毫米，扫描范围为整个肝脏及病灶上下 10 厘米范围。对于有金标的患者，在 CT 扫描时，要求患者在平静呼气末屏住呼吸。因此在扫描前，必须训练患者完成该动作，并较好地配合定位扫描。此外，在 CT 定位扫描前，医生会根据先前的影像学检查，明确肿瘤病灶的位置，来确定所需扫描的范围。在获得定位扫描图像后，这些图像会传输到工作站，医生会将平扫 CT 图像（无造影剂）和增强 CT 图像（有造影剂）进行融合，并勾画肿瘤靶区和周围正常组织。在医生完成靶区勾画后，需由物理师根据处方剂量进一步完善计划，最后经主诊医师审核后，方可进行治疗。根据不同的病情而言，治疗次数一般为 5～8 次，时间为 40～60 分钟。

（曾昭冲　王　健）

77‑4. 肝癌放疗效果怎么样

以目前较常用的立体定向放射治疗（SBRT）为例。立体定向放射治疗不联合其他方法治疗早期肝癌时，患者的中位生存时间为 12～20.4 个月。1 年生存率为 88.1%～100%，3 年生存率为 58.6%～100%。与目前单纯手术治疗早期肝癌的疗效相比，单纯立体定向放射治疗治疗早期肝癌的效果不劣于手术；且有临床研究证实对于大于 2 厘米的肿瘤，立体定向放射治疗的疗效优于射频消融。因此，立体定向放射治疗可作为无法手术、早期肝癌患者较优的治疗方法。

对于进展期肝癌而言，立体定向放射治疗联合其他治疗方法时，患者的中位生存时间为 3.8～20 个月，1 年生存率为 16.7～70.1%，1 年肿瘤无进展生存率为 31.8%～73.3%，1 年肿瘤局部控制率为 55.6%～87%。

　　对于其他治疗失败后致肿瘤复发的患者而言，立体定向放射治疗治疗后，患者的 2 年生存率约为 60％。其生存率稍低于二次手术后的生存率。

　　此外，对于肝动脉插管化疗栓塞疗效欠佳的患者，立体定向放射治疗可作为补救性治疗措施。2 年生存率为 61.4％～73.0％，2 年肿瘤无进展生存率为 33.8％～37.5％；并且，肝动脉插管化疗栓塞失败后补救性立体定向放射治疗的疗效与肝动脉插管化疗栓塞成功治疗的疗效相当，远高于失败后未行其他治疗的效果。

（曾昭冲　王　健）

77－5. 肝癌放疗会有什么不良反应

　　就放疗不良反应而言，放射性肝损伤是最常见的不良反应。其主要原因是射线破坏了肝脏的血管系统，导致肝脏血供障碍，引起肝脏营养不良、肝细胞死亡以及肝脏萎缩、正常结构被破坏，最终导致肝功能损害。临床表现主要为黄疸、腹水、肝区不适等，实验室检查主要表现为丙氨酸氨基转移酶异常升高。

　　对于肝功能较好或肿瘤较小的患者而言，放射性肝损伤发生率较低，其发生率不超过 10％；而对于肝功能较差的患者或体积较大的肿瘤而言，放射性肝损伤的发生率可高达 38％。在这部分患者中，13％可能因肝功能衰竭而死亡。

　　随着放射治疗技术的不断发展，以及立体定向放射治疗等精确放疗技术的普及，使得在治疗过程中，正常肝脏组织受到照射的剂量低，因此放射性肝损伤的发生率也逐渐降低，患者的耐受性较好。但由于患者个体差异，放射性肝损伤仍时有发生。研究表明，正常肝脏受到照射的剂量和肝硬化程度决定了放射性肝损伤发生的风险。因此在对肝癌患者进行放疗前，必须详细评估患者的肝功能，同时严格把控放射治疗的总剂量、分次剂量以及肝脏照射体积的大小，尽可能降低不良反应的发生风险，达到利益最大化。

（曾昭冲　王　健）

77－6. 肝癌放疗期间要注意什么

　　在放疗过程中，严密监测是否出现放疗急性不良反应是最主要的注意事项。放疗期间，应严密观察患者是否出现放射性肝损伤的临床表现，如肝区不适、隐痛、食欲减退、厌油等，必要时可以配合肝功能检查，早期发现放射性肝损伤，并及时进行治疗。

　　此外，若肝脏肿瘤紧邻胃肠道，除了放射性肝损伤外，放射性胃肠道损伤也是较常见的不良反应。患者可能出现上腹部隐痛、恶心、消化不良、腹胀等，极个别严重者可能出现胃肠道出血,如呕血、黑便等。因此一旦出现比较严重的不良反应,必须及时告知医生,以便及时、积极地对症治疗。当然,除了极个别明显的不良反应,若患者身体情况较差,无法较好地耐受放疗,医生可能会根据患者病情,暂停放疗。

对于调强放疗,由于放疗疗程较长,因此每周必须复查血常规,监测是否出现放疗所致的血液毒性,即白细胞和血小板减少,必要时予以对症治疗。

(曾昭冲　王　健)

77‑7. 肝癌放疗后需要注意什么

肝癌放疗后主要的注意事项是监测放疗不良反应及按照医嘱定期复查。急性和慢性放疗不良反应分别是发生在放疗后 90 天内和 90 天后。因此,放疗期间未出现不良反应并不是意味着放疗后就不会有不良反应。同样,对于肝癌放疗而言,放射性肝损伤和放射性胃肠道损伤也是观察的重要项目,若患者出现肝区疼痛、纳差、皮肤巩膜黄染、尿色深黄、上腹部不适、消化不良、恶心呕吐、排便不畅、呕血、黑便等症状,需及时就诊。此外,与化疗相同,放疗也会引起血液毒性,即白细胞和血小板降低,因此若在放疗后,患者出现感冒、发热、鼻腔出血、牙龈出血、皮肤容易出现瘀青或瘀斑时,必须及时就诊。

定期复查包括不良反应监测和病情监测。一般在放疗结束后 1 周和 1 个月内,必须复查血常规和肝功能,明确是否出现放疗不良反应;若出现相关不良反应及症状,必须及时保肝、升白细胞、升血小板等对症治疗。此外,就病情监测而言,一般在放疗结束后 3 个月内,每个月需复查影像学检查和甲胎蛋白(AFP)。若病情稳定,可间隔 2～3 个月再复查这些项目。若病情进展,即肿瘤复发,则需及时就诊放疗科医生或肿瘤科医生,制定后续治疗计划。

(曾昭冲　王　健)

78. 胰腺癌放疗及防治常见问题

78‑1. 胰腺癌有哪些临床症状

通常,早期胰腺癌没有任何特异性症状,甚至有些患者是在体检时发现胰腺有肿块或肿瘤标志物升高,才确诊胰腺癌。一般而言,胰腺癌的临床症状取决于肿瘤的位置、大小、有无转移灶以及是否侵犯周围的器官等。最常见的症状是消化道表现：上腹部不适、腹痛、皮肤巩膜黄染（黄疸）、腹泻、体重减轻（进行性消瘦）等。

（1）腹痛：早期胰腺癌可表现为上腹部不适伴轻度隐痛。后期症状加重，可出现中上腹部阵发性刺痛或钝痛，夜间疼痛多加重，常表现为进行性加重，可同时放射至腰背部，弯腰屈膝可缓解，这是胰腺癌典型的疼痛表现。有时进食油腻食物后可诱发疼痛或加重疼痛。

（2）皮肤巩膜黄染：该症状的出现，主要是因为肿瘤位于胰腺头部或钩突。由于该部位的肿瘤压迫胆总管，导致胆汁引流不畅，从而使得胆汁内胆红素入血。因此患者可出现皮肤、巩膜黄染。此外，由于入血的胆红素只能通过尿液排出体外，因此小便可呈深黄色。同时，由于胆红素无法进入肠道，无法通过粪便排出体外，因此粪便颜色会变浅，典型的表现为白陶土样大便。

（3）腹泻：腹泻主要原因是肿瘤侵犯血管旁的神经，导致自主神经功能紊乱，从而出现腹泻。此外，如果肿瘤破坏了胰腺的外分泌功能，即胰腺无法正常分泌消化酶，参与食物的消化，可出现脂肪泻，即食物中的脂肪无法得到分解消化，导致脂肪从大便排出。由于脂肪密度小于水，因此可在大便上看到漂浮的油滴。

（4）消瘦：任何肿瘤都会大量消耗体内营养物质，因此有些患者可能最早出现的症状是体重进行性降低。有时可在短时间内体重明显减轻，这时需要引起高度的警惕。

（5）呕血、黑便：该症状的出现，主要是因为肿瘤位于胰腺体尾部，并同时侵犯或压迫胃或食管引流的静脉，导致静脉回流不畅，引起与肝硬化相似的胃底和食管静脉曲张。由于曲张静脉压力大，因此容易出现曲张静脉破裂出血，若出血量较大，可表现为呕血伴黑便；若出血量较小，可仅表现为黑便或粪便检查提示粪隐血阳性。

（张火俊　朱晓斐）

78－2. 胰腺癌有哪些治疗方法

胰腺癌的治疗是根据其分期来决定的。对于可切除胰腺癌，即肿瘤未出现远处转移、严重侵犯周围器官和血管，同时患者一般状况较好时，可首选手术治疗。对于无法手术的患者，若由于肿瘤侵犯、压迫胃肠道，致进食困难、肠道梗阻，可考虑行姑息性消化道改道手术，从而维持患者进食功能，提高患者生活质量和营养状态。

虽然外科手术被认为是根治胰腺癌的方法，但并不是所有患者均适合首选手术治疗。对于临界可切除或局部晚期的胰腺癌患者而言，可考虑首先进行放化疗或化疗，从而降低肿瘤负荷，使降期至可切除胰腺癌。此后再进行手术，可提高手术的治愈率，降低手术并发症的发生率以及术后复发率。

对于无法切除胰腺癌或晚期转移性胰腺癌，一般首选化疗。当然，如果患者因肿瘤侵犯神经，出现比较明显的中上腹疼痛症状，可考虑局部姑息减症放疗。放疗可较明显地缓解疼痛症状，提高患者生活质量。

放射治疗的技术包括调强放疗、立体定向放射治疗、放射性粒子植入术、质子重离子放疗等。而以射波刀为代表的立体定向放射治疗，由于其治疗的精准性且疗程短、不延误后续治疗的优势，已越来越多地应用到胰腺癌的放射治疗中。

（张火俊　朱晓斐）

78－3. 胰腺癌放疗如何进行

以立体定向放射治疗中的射波刀为例。射波刀通过在治疗过程中，实时监测肿瘤随呼吸运动而发生的变化，从而调整射线照射方向，达到精确治疗。此外，射波刀还具有无创、无痛、疗程短的优势。

一般而言，胰腺癌与肝癌相似，在射波刀治疗前，均需植入金标。金标的主要目的是为了在治疗过程中，更准确地勾勒出肿瘤的三维空间结构，而进一步实施精确放疗。而胰腺癌的金标植入与肝癌有所不同，且难度较大，是借助逆行性胰胆管造影术，直视下在肿瘤周边植入金标。在患者可耐受情况下或操作较简便时，可植入多枚金标。但若难度较大，为规避操作不良反应，可考虑仅植入 1 枚金标。虽然多枚金标的精确度优于 1 枚金标，但在后续放疗过程中，可通过其他方法来弥补。

由于胰腺紧邻胃肠道，因此为了精确定位和治疗，要求患者在定位和每次治疗前，均必须空腹 4～6 个小时。治疗前，同样需制作与患者身体轮廓匹配的真空负压垫，使患者在每次治疗时均保持相同姿势。然后进行 CT 扫描。扫描结束，医生确定无误后，将 CT 图像传输至图像融合及轮廓勾画工作站。从制作真空负压垫至扫描定位结束，约 10 分钟。

此后，临床医生根据扫描定位图像，勾画出正常的器官，包括肝脏、胃、十二指肠、小肠、肾脏、脊髓等。尤其是当肿瘤紧贴胃、十二指肠、小肠时，勾画尤为细致、谨慎。当医生勾画完毕后，物理师会根据临床医生的计划及处方剂量，对计划进行进一步优化。由于胰腺周围正常器官较多，因此放疗计划的制定较复杂，耗时较多。

当计划完成后，患者则开始进行治疗。一般如无明显不良反应发生，为每天治疗。在治疗过程中,患者躺在真空垫中,并置于射波刀治疗床上。射波刀机器会严格按照计划进行治疗,同时操作室中的医生也会实时监控患者治疗的过程。一般每次治疗时间为 45~90 分钟。

(张火俊　朱晓斐)

78－4. 胰腺癌放疗效果怎么样

目前在我国,放疗一般用于无法切除胰腺癌或术后复发胰腺癌的治疗。由于胰腺癌的治疗模式一般为联合多种治疗方法,以立体定向放射治疗为例,其联合或不联合化疗或手术,对所有分期的胰腺癌而言,中位生存时间为 8~20 个月,1 年总体生存率为 30％~85％,2 年总体生存率为 20％~50％;1 年肿瘤无进展生存率为 50％~90％,2 年肿瘤无进展生存率为 30％~60％。

此外,放疗除了可以局部控制肿瘤进展,对于局部晚期不可切除或者晚期转移性胰腺癌患者,若因肿瘤侵犯神经,出现明显的疼痛症状,放疗较化疗可以有效地缓解疼痛,缓解率约为 80％。

目前,免疫治疗已逐渐在肿瘤治疗中崭露头角。放疗被证实可能可以增强机体杀伤肿瘤的免疫力。因此,有个案报道发现放疗联合免疫治疗,可以较彻底地杀灭肿瘤,且复发率较低。但由于目前放疗激活机体免疫的机制尚未明确,且免疫治疗仍处于临床试验阶段,因此该方法仍需后续临床研究的进一步证实,但对于一些化疗和手术失败的患者,在通过知情同意的情况下,可以将放疗联合免疫治疗作为试验性的治疗方法。

(张火俊　朱晓斐)

78－5. 胰腺癌放疗会有什么不良反应

由于胰腺毗邻胃肠道,因此胰腺癌放疗最常见的不良反应主要为胃肠道不良反应。放疗的不良反应根据治疗后 90 天内和 90 天后分为急性和慢性或晚期不良反应。急性胃肠道不良反应分为 4 级:1 级:厌食伴体重下降≤5％,轻度恶心或大便性状轻度改变;2 级:厌食伴体重下降>5％,但≤15％,需用止吐药治疗恶心或呕吐,腹泻或伴少许黏液排出;3 级:厌食伴体重下降>15％,恶心呕吐无法进食并需要静脉营养维持,大便伴出血和明显腹胀,难以进食;4 级:肠梗阻、穿孔、出血。

慢性或晚期胃肠道不良反应也分为 4 级:1 级:轻微腹泻、轻微腹痛、每天大便 5 次、大便有少许渗液排出或少许出血;2 级:中度腹泻、中度腹痛、每天大便>5 次、大便有较多渗液排出或间歇出血;3 级:需要外科手术治疗的肠梗阻、肠出血;4级：肠穿孔、坏死。

此外,放疗可能也会导致白细胞、血小板的下降。其严重程度是根据白细胞和血小板数量进行分级的。一般而言,白细胞数量或血小板数量不低于 3.0×10^9/升和 90×10^9/升时,可以暂时不用升白细胞和血小板治疗。但如果此时伴有发热等感染表现时,必需对症治疗。而当白细胞或血小板数量小于上述数值时,则必须予以治疗,必要时可考虑暂停放疗。

（张火俊　朱晓斐）

78-6. 胰腺癌放疗期间要注意什么

对于胰腺癌放疗,最重要的注意事项就是监测胃肠道的放疗不良反应。如前所述,因胰腺肿瘤通常较肝脏肿瘤与胃肠道更紧邻,因此发生胃肠道的放疗不良反应的风险更高。尤其是胰腺癌术后,原术区复发病灶,可能与肿瘤紧密相贴。对于这部分患者,在优化计划时,会增加放疗次数从而降低单次照射剂量,来尽量规避胃肠道不良反应的发生。但由于每位患者的个体差异以及对射线的敏感性不同,所以可能也有部分患者发生不良反应。

若在治疗期间出现轻度的恶心、上腹部不适或隐痛等,未影响生活、饮食、睡眠,可暂时不需要治疗;一般在治疗结束后,症状可自行缓解。但若出现明显的症状,如严重的腹部疼痛、呕吐、腹泻、呕血、黑便等,需及时就诊,并向放疗科医生汇报情况,医生会根据病情予以相关的治疗,必要时可能会暂停放疗。此外,有部分患者可能会出现反常性疼痛加重,可能的原因是胰腺炎或肿瘤侵犯神经所致,因此也需要就诊放疗科,进一步明确可能的病因。

对于调强放疗而言,由于其疗程较长,因此较立体定向放射治疗更容易出现白细胞或血小板下降,所以在治疗期间,需每隔1周进行血常规检查,及时发现是否出现血液的放疗不良反应,必要时需对症治疗。

就放疗期间饮食而言,由于胰腺癌患者可能消化功能欠佳或食欲减退,因此可进食一些容易消化以及一些能够提高食欲的食物,避免一些油腻、刺激性食物。同时若患者食欲不振,可考虑少食多餐。

（张火俊　朱晓斐）

78-7. 胰腺癌放疗后需要注意什么

由于放疗所致不良反应可发生在放疗后3个月,因此即使放疗结束后,也需严密监测是否出现放疗不良反应,所以最主要的观察指标还是是否有消化道不适症状：包括是否出现腹痛、腹泻、大便是否有黏液或渗液排出、大便是否有血等,若出现一些比较明显的不适症状,需及时就诊放疗科,进行必要的治疗。

此外,胰腺癌放疗后也需要定期复查评估病情。一般在放疗后 3 个月内,每个月需复查血常规、肝肾功、肿瘤标志物(CA19 - 9)和胰腺增强 MRI 或 CT。3 个月至 1 年内,可间隔 2～3 个月复查上述项目。1 年后,可间隔 3～6 个月复查上述项目。

同时,由于胰腺癌治疗模式一般需联合多种治疗方法,因此在放疗结束后,需进行其他系统治疗,如化疗等。因此建议患者在放疗结束后,可再次就诊化疗科或肿瘤科,根据医师指导,制定化疗方案。

(张火俊　朱晓斐)

79. 直肠癌放疗及防治常见问题

79 - 1. 直肠癌有哪些临床症状

早期直肠癌并无特殊症状,有时最初仅见排便时大便带血,易被误诊为痔疮。但随着疾病的进展,病情的加重,逐渐出现如下症状:最早出现的症状是大便性状和排便习惯改变,多表现为排便次数增加,便秘、腹泻或二者交替,粪便中混有脓细胞、黏液或血液。大便变形、变细,可伴有腹痛和腹部不适。腹部肿块逐渐形成,开始肿瘤局限于肠壁,与其他器官或组织无粘连时,肿物可推动并随体位变化。随着肿瘤外侵并与其他组织粘连,肿块常较固定。根据肿块的生长位置不同,症状也不相同,肿块位于下段直肠(距肛缘≤5 厘米)较中上段直肠肛门坠胀及里急后重更明显。肿瘤进一步生长到一定大小后,肠腔越变越细最终将阻塞整个肠管引起完全性或不完全性梗阻。腹胀呈进行性加重,最终停止排气排便,非手术方法难以缓解。

当直肠癌发展至盆腔广泛浸润时,可引起腰部及骶部的酸痛、胀坠感;当肿瘤浸润或压迫坐骨神经、闭孔神经根时,可出现坐骨神经和闭孔神经痛;肿瘤向前侵及阴道及膀胱黏膜时,可出现阴道流血和血尿;肿瘤累及两侧输尿管、肾脏时,出现无尿、尿毒症。

随着疾病的进展,全身症状更为突出,患者可以出现贫血貌,进行性消瘦,不可缓解的乏力等,如果有远处转移(如肝、肺、骨)还会出现相应的局部症状,如肝功能衰退出现黄疸,咳嗽咳痰及癌性骨痛。

(姚　晖)

79－2. 直肠癌有哪些治疗方法

外科手术切除能够最大程度为患者提供治愈的可能性，但直肠癌的治疗需要多学科、多手段的共同努力以期给患者提供更大的满意度和更好的治疗效果。直肠癌治疗前需对其完整分期，根据不同分期选择不同的治疗方案。早期直肠癌患者，可通过经肛局部切除治愈；直肠癌局部进展期的话，会被常规建议接受术前先辅助放化疗，间隔6～8周的时间行直肠癌的根治术，术后接受辅助化疗。如果诊断直肠癌的同时发现了远处的转移，这时需要更多学科共同参与治疗，以期使患者得到最佳治疗。多学科团队一起讨论提出临床综合治疗方案，能够手术的患者应争取转移灶和原发灶的完整切除。暂时无法手术的可先转化，辅以全身综合治疗（化疗＋靶向）后重新评估，争取根治性地切除病灶。对于无法切除的患者应全身综合治疗，并予以积极的局部治疗（放疗、介入、射频消融等）。

放疗作为临床常规的治疗方法可应用于不同分期的直肠癌，根据直肠癌放疗与手术进行的先后顺序，可分为术前放疗、术中放疗、术后放疗，根据治疗目的不同又可将直肠癌放疗分为单纯根治性放疗和姑息性放疗等。

术前放疗通过盆腔照射，有效缩小了肿瘤的大小，降低了局部肿瘤分期，提高了根治手术的切除率，减低了复发概率。术中放疗，是指手术过程中对术区进行放疗以达到对残余肿瘤细胞的杀灭目的。术后放疗用于术后病理提示术前分期不足的患者或手术中发现癌肿已经扩散到肠壁外侧或邻近组织器官、有淋巴结转移、手术不能完整切除的患者，放疗以后可以减少肿瘤的复发，控制肿瘤细胞的生长。对无法手术和发生多处转移的直肠癌患者，放射治疗可有效缓解患者的临床症状，减轻痛苦，提高生存质量。

（姚　晖）

79－3. 直肠癌放疗如何进行

因为直肠解剖结构特殊，中下段直肠没有外膜层，导致直肠癌更容易局部复发；且直肠固定在盆腔中央，移动范围较小，奠定其盆腔外照射放疗的必要性和可行性。

直肠癌三维适形放疗具体的实施流程：首先完成CT模拟定位，定位前半个小时排空膀胱后口服350～400毫升水，至CT扫描前憋小便，目的是充分充盈膀胱，避免小肠落入盆腔。制作体位固定器，常选用真空袋体位固定器，患者平躺在真空袋上，双手交叉放置于前额，摆好体位后抽真空，将患者的姓名记录在固定装置上。定位时摆好体位、仰卧在真空袋上，在体表以紫色标记确定摆位中心，以层厚 0.5 厘米进行扫描，采集约 50～80 张 CT 图像。要求进行 CT 增强扫描，如果患者对于造影剂过敏也可以进行平扫。放疗科医生完成设计照射野范围，术前/术后放疗给予处方剂量为 DT(肿瘤吸收剂量)50 戈/25 次，每周 5 次。如果局部晚期直肠癌或复发直肠癌，真骨盆照射 DT50 戈/25 次，每周 5 次，缩野至肿瘤处给予补量 DT16～20 戈。放疗物理师完成治疗计划的确定和验证。治疗计划完善后患者开始治疗，治疗时每天照射 1 次，治疗时间约 10 分钟，每周 5 次。治疗医生和物理师需每周拍摄验证片、核对治疗单，检查患者(必要时更改治疗计划)。治疗结束后进行小结。

(姚　晖)

79－4. 直肠癌放疗效果怎么样

美国不同分期直肠癌 5 年总生存率约在 60％，而中国不同分期直肠癌 5 年总生存约为 45％。治疗间的差距来源于是否制定了合理的治疗方案，是否完成了所有治疗疗程。直肠癌的预后主要与肿瘤的分期及病理分型(即生物学特性)有关，Ⅰ 期的直肠癌如果没有不良病理因素，无论单纯放疗还是单纯肿物切除术均可以达到满意的局部控制，5 年局控率达 96％，T2、T3 期的 5 年局控率分别为 86％和 77％。Ⅱ～Ⅲ 期可切除直肠癌根治术后盆腔放疗可以显著降低局部复发率，直肠癌根治术后同期放化疗时，放疗应尽早进行，延迟放疗将降低治疗疗效。局部晚期直肠癌标准治疗方法为术前同期放化疗，一部分患者通过术前同步放化疗可以使局部病变降低分期，变为可以手术，使治愈的可能性提高。而对同步放化疗后无法达到手术根治切除的患者，则治疗仅为姑息性。治疗的目的为缓解梗阻、穿孔、出血等局部症状，提高患者生活质量。根据肿瘤局部浸润的范围和程度，姑息性放疗的治疗疗效也有不同，如果肿瘤活动，姑息性放疗 5 年总生存率在 48％，半活动者为 27％，肿瘤固定者仅为 5％。此外，肿瘤的固定与否预示对放射治疗反应率，肿瘤活动者对放疗的反应率为 50％，半固定者为 30％，固定肿瘤仅为 9％。

(姚　晖)

79－5. 直肠癌放疗会有什么不良反应

在放射治疗初期由于肿瘤细胞坏死崩解，毒素被吸收，患者可出现全身虚弱、乏力、食欲下降。皮肤对射线的反应主要表现为放射性皮炎，放射后期在肛周皮肤皱褶处、腹股沟区可出现湿性脱皮，局部皮肤浮肿，严重时出现水疱，继而破溃、糜烂，甚至溃疡。治疗剂量的射线集中在盆腔，肠道在放射线损伤下，出现黏膜充血、水肿,这就是放射性肠炎,在放射 2 周左右出现,患者可感到腹部不适,恶心、呕吐,腹痛、腹泻。严重者远期可以发生肠道出血、肠梗阻、肠穿孔,女性以直肠阴道瘘为多见。盆腔的另一重要器官膀胱,在散射的射线影响下出现放射性膀胱炎,患者出现尿频、尿急、血尿等不适。放射后期软组织纤维化,常表现为局部组织变硬,失去正常组织的弹性。造血系统对放射线高度敏感,放疗时骨髓内各种血细胞的分裂繁殖受到抑制,导致外周血细胞减少,血常规检查时表现为白细胞、红细胞和血小板减低。

（姚　晖）

79-6. 直肠癌放疗期间要注意什么

放疗在直肠癌的标准化治疗中居于不可取代的重要地位,直肠癌根治术后放射治疗应尽早进行,局部晚期直肠癌应考虑放化疗同时进行。为了尽可能提高疗效,患者在治疗过程中应注意以下问题。

如出现放射性皮炎可外用放射皮肤保护剂,避免应用含氧化锌(重金属)的产品以免产生二次射线,加重皮肤损伤。腹部伤口或腹-会阴联合切除术后会阴伤口未愈合时,术后放射治疗可能导致伤口愈合延迟,放疗中应保持伤口清洁卫生。

注意观察放疗期间胃肠道、膀胱急性不良作用及血液系统毒性,积极对症处理。如发生大便次数明显增多可口服止泻药;如出现膀胱炎症状,应鼓励患者多饮水,达到自然冲洗膀胱并预防感染的目的。除非症状难以控制,不必全身应用抗生素,局部对症治疗即可。

放疗期间每周检查血常规一次,轻度降低时使用升高血象的药,如鲨肝醇、利血生、地榆升白片。重度白细胞下降,有感染危险者可应用粒细胞集落因子,可使白细胞数量迅速回升。发生出血时应积极应用止血药。当白细胞低于 2.0×10^9/升,应暂停放射治疗。年轻女性,盆腔照射可造成绝经。

（姚　晖）

79-7. 直肠癌放疗后需要注意什么

直肠癌的治疗是一个多学科综合、根据分期制定每一步治疗方案的过程,放疗结束后继续完成后续的治疗非常关键。如果是术前诊断局部进展期直肠癌,需要放疗后间隔 6~8 周进行手术治疗,手术后完成全身辅助化疗。如果是术后病理发现术前临床分期不足,有盆腔淋巴结转移或局部有浸润,需要补充术后辅助放化疗。如果是不可切除有远处转移的患者,在全身综合治疗(化疗+靶向)过程中转移病灶控制的情况下,选择盆腔放疗,降低直肠出血、梗阻、穿孔等不良反应的发生,放疗选择在综合治疗的间期进行。

在所有的治疗结束后,进入规律复查。在一年内每间隔 3 个月复查影像学检查(胸部 CT、盆腔 MRI、腹部 CT 或 B 超),实验室检查包括血常规、肝肾功能、凝血、肿瘤标志物(CEA、CA19 - 9)。第二至五年 3 至 6 个月复查 1 次。五年以后每年复查。PET/CT 不作为常规选择的复查手段。

(姚　晖)

80. 宫颈癌放疗及防治常见问题

80 - 1. 宫颈癌有哪些临床症状

宫颈癌早期大多没有任何症状,或仅有类似宫颈炎的表现,易被忽略。阴道出血是最常见的症状,尤其是绝经后阴道出血更应该重视,开始时常表现为接触后出血,量少可自行停止。随着病情进展,出现不规则阴道出血,肿瘤晚期菜花样病变侵袭大血管可出现大量出血。80% 的宫颈癌患者都有白带增多的症状,起初为浆液性或黏液性,后可呈米汤样混有血液。当癌组织破溃感染时,分泌物可为脓性,伴恶臭。

肿瘤进一步增大将出现压迫症状,癌侵及宫旁组织可出现胀感。肿瘤侵及盆壁后侧压迫或侵犯神经干,可引起断续性腰痛后为持续性向下肢放射性疼痛,坐骨神经痛。肿瘤压迫输尿管引起肾盂积水,肾功能衰竭、尿毒症等。宫颈癌向盆壁蔓延,压迫血管或淋巴管可造成循环障碍,可引起患侧下肢水肿和外阴水肿。向前扩展可压迫侵袭膀胱,引起尿频、血尿,严重者可出现排尿困难。向后压迫直肠可出现里急后重、黏液便等症状。

宫颈癌病期越晚其转移概率越高,盆腔外的淋巴结转移以腹主动脉旁及锁骨上淋巴结为常见。肺转移可出现咳嗽、咳痰、咯血;骨转移可出现持续性骨痛;最终患者将出现乏力、消瘦、体温增高等恶病质表现。

(姚　原)

80 - 2. 宫颈癌有哪些治疗方法

宫颈癌的治疗离不开手术、放疗、化疗、生物靶向治疗等,综合治疗是肿瘤患者的主要选择方向。放疗是宫颈癌的主要治疗手段,各期均可使用,适用范围广,治疗效果好;手术适合于早期(Ⅰ-ⅡA 期)患者,手术方法包括广泛性子宫切除术和广泛性子宫切除加盆腔淋巴结清扫术。但是根治性手术及超根治性手术，手术范围和创伤较大，切除太多正常淋巴结破坏了免疫系统，同时并不能改变肿瘤的生物学性质，不能给总生存率带来获益。目前，手术正在走向个体化或缩小手术范围配合放疗和/或化疗，以期达到良好的治疗效果。

早期宫颈癌（Ⅰ-ⅡA期）主要采用手术治疗。宫颈鳞癌对射线敏感，对于早期不宜采用手术的患者，放疗也能取得与手术相同的治疗效果。对于具有高危因素的早期宫颈癌患者，标准治疗方案为宫颈癌根治术，术后辅助放化疗，局部晚期宫颈癌（ⅡB-ⅢB期）目前采用放疗同时联合化疗，晚期转移、治疗后肿瘤未控或复发多采用化疗加放疗。新辅助化疗在宫颈癌治疗中的作用已引起广泛关注，主要针对预后较差的ⅠB期和ⅡB期（局部肿块大于 4 厘米）的患者，为提高局部肿瘤控制率和改善疗效，在放疗前或手术前先给予 1～3 程化疗。

宫颈癌放疗包括外照射及腔内照射两部分，早期病例以腔内放疗为主，体外放疗为辅。腔内放射的目的是控制局部病灶，主要照射范围包括宫颈、阴道、子宫体及宫旁三角；中期病例腔内、腔外各半；晚期病例则以体外放射为主，腔内放射为辅。体外放射主要针对盆腔转移区，照射范围包括盆腔淋巴结、盆壁及宫颈旁组织等处的病灶。由于宫颈腺癌对放疗不敏感，只要患者能耐受手术且估计病灶尚能切除者，应尽量争取手术。

（姚　原）

80-3. 宫颈癌放疗如何进行

放射治疗是子宫颈癌的主要治疗手段之一，目的是最大限度地杀灭肿瘤细胞，尽最大可能保护正常组织。对于 0～ⅢB 期及部分盆腔器官浸润少的Ⅳa期宫颈癌患者给予根治性放疗，对于肿瘤全部组织给予根治剂量的照射，照射范围大、剂量高。对于晚期宫颈癌患者，可行腔内放疗或体外照射，达到缩小肿瘤、止血、止痛、延长生存期的姑息性放疗。术前放疗应用于Ⅰ～ⅡA期肿瘤体积较大或病理分化较差的患者，根据情况选择使用腔内照射或组织间照射为主。术后放疗适用于术后病理阴道残端见癌细胞者或阴道切除长度不足 3 厘米者；有盆腔淋巴结转移或腹主动脉旁淋巴结有癌转移者；或有高危因素者，包括病理分化差、肿瘤浸润深肌层、宫旁组织见癌浸润及血管、淋巴管有癌栓或宫颈癌合并妊娠。

体外照射范围一般包括下腹部及盆腔，给予处方剂量 DT（肿瘤吸收剂量）45～50 戈/25 次，每周 5 次，每次 1.8～2.0 戈。

腔内近距离照射针对肿瘤原发部位，包括宫颈、阴道上 1/3 部分、宫体的大部分和宫旁三角区。目前均采用后装治疗技术，就是先放置治疗容器，然后通过电脑自动控制放入放射源（常为^{192}Ir），控制放射源的运动方式及时间达到治疗所需的剂量及剂量分布。阴道容器及组织间插植主要以消除局部肿瘤为目的，放射治疗强调个体化原则，不同患者的总剂量及剂量分布、照射方式均有所不同。

（姚　原）

80－4. 宫颈癌放疗效果怎么样

总结不同分期宫颈癌 5 年总生存率，国外为 54％，国内为 60％。从宫颈癌的治疗结果来看，早一个期别其 5 年生存率可提高 20％左右，说明宫颈癌早发现，早治疗是提高疗效的有利途径。当出现盆腔淋巴结转移，其 5 年生存明显降低。

腔内照射是以小的放射源，近距离进行照射，因而肿瘤组织得到最大限度的照射，正常器官得到最大限度的保护，符合放疗原则，疗效较好。

对于国际妇产科联盟（FIGO）分期为ⅡB 期的宫颈癌，精确放疗的安全性优于子宫根治性切除术继以术后放疗，且前者治疗相关并发症较少，生存转归与后者相似。

不同的病理分型预后差异较大，宫颈腺癌的 5 年生存率较宫颈鳞癌低 20％左右，一般认为腺癌对射线的敏感性低于鳞状细胞癌。辅助放疗后宫颈腺癌的无进展生存低于鳞癌，但辅助放化疗后无进展生存宫颈腺癌与宫颈鳞癌无差别。因而有学者主张宫颈腺癌放疗后手术切除残余病灶，即采用放射、手术和化疗综合治疗以提高疗效。

据中国医学科学院肿瘤医院统计表明，宫颈癌放疗失败的患者，盆腔复发占 70％，远处转移占 30％。其中盆腔复发中 60％以上是宫旁复发，40％为局部复发。远处转移最常见为肺，其次为锁骨上淋巴结，依次为腹主动脉旁淋巴结、骨、肝脏。

（姚　原）

80－5. 宫颈癌放疗会有什么不良反应

宫颈癌的放射治疗的不良反应主要表现在消化系统和造血系统。消化系统反应多表现在食欲不振、恶心、呕吐、腹痛、腹泻等。造血系统反应多为白细胞减少、血小板减少。

常见的放疗早期并发症，即治疗中或治疗不久发生的并发症。

（1）宫腔、盆腔感染：感染对放疗效果有明显影响，一般应在感染控制后再行肿瘤治疗。

（2）阴道炎：阴道在放射区域内，受到射线剂量后表现为阴道黏膜水肿、充血、疼痛及排液增多。

（3）直肠反应：主要表现为里急后重、排便疼痛及黏液血便。

常见的放疗晚期并发症，即放疗后 6 个月或以后长期存在的并发症。

（1）皮肤、皮下组织及肌肉纤维化，严重坏死可引起放射性溃疡。

（2）阴道变窄，宫颈及宫体萎缩、变小、僵硬，卵巢功能消失而造成绝经；盆腔严重纤维化会引起循环障碍，压迫神经而引起水肿和疼痛。宫颈管引流不畅可形成宫腔感染、积脓。

（3）肠黏膜充血、水肿、溃疡，严重者甚至穿孔而成阴道直肠瘘。肠道纤维化可使肠管狭窄、粘连甚至肠梗阻。一般发生在放疗后 6 个月～2 年。

（4）长期反复发作的放射性膀胱炎，表现为血尿。

（5）放射性骨炎骨坏死或病理性骨折。

80－6. 宫颈癌放疗期间要注意什么

宫颈癌患者整个放射治疗时间较长，盆腔外照射为 5 周，如增加 5～7 次内照射，又需 5～7 周时间，总共近 3 个月的时间。在此放疗期间患者要保持良好的作息规律，适当运动，合理膳食，保持乐观的精神状态，从心理上和精神上树立战胜肿瘤的信心。

保持会阴及阴道局部清洁、干燥，自开始放疗起坚持阴道冲洗，每日或隔日一次，直至治疗后半年以上，无特殊情况改为每周冲洗 1～2 次，坚持 2 年以上，以减少感染，促进上皮愈合，避免阴道粘连。宫颈癌合并宫腔感染的患者，一般应在感染控制后再行治疗。腔内照射的操作过程中患者突然下腹痛，或探宫腔已超过正常深度而无宫底感时，应考虑为子宫穿孔。这时应立即停止操作、严密观察预防感染、严禁反复试探宫腔。

每次治疗时注意保持相对一致的膀胱充盈程度和固定的体位，以确保治疗的可重复性，减轻放疗不良反应。治疗期间体表紫色标记线注意保护好，切勿拭去。

放疗期间监测血象变化，轻度降低时使用升白细胞的药物治疗。重度下降时应用粒细胞集落因子，可使白细胞数量迅速回升。发生出血时应积极应用止血药。当白细胞低于 2.0×10^9/升，应暂停放射治疗。

（姚　原）

80－7. 宫颈癌放疗后需要注意什么

复查时间为治疗结束后第 1 年内,每间隔 3 个月复查 1 次,第 2 年至第 5 年每间隔 3～6 个月复查 1 次,第 5 年以后每年复查 1 次。复查内容为盆腔磁共振,阴道残端液基薄层脱落细胞学检查(TCT),胸部 CT,腹部 B 超,肿瘤标志物鳞状细胞癌抗原(SCC),癌胚抗原(CEA)。如有可疑情况,可提前随诊。

治疗结束后需调整膳食结构,每天给予足量的蛋白质,在保证总量摄取同时注意动物性蛋白和植物性蛋白的适当比例。限量食用脂肪,多食用含不饱和脂肪的鱼类。足量的膳食纤维、维生素,鼓励多食蔬菜、水果。坚持体力活动,每天快走或类似运动 1 小时,并且每周至少参加 1 小时相对剧烈的运动。建议戒烟酒,尤其禁止酗酒。

(姚　原)

81. 子宫内膜癌放疗及防治常见问题

81－1. 子宫内膜癌有哪些临床症状

子宫内膜癌极早期患者可无明显症状,仅在普查或其他原因作妇科检查时偶然发现。最常见症状是异常子宫出血,多表现为围绝经期或绝经后出血,常为少量至中等量出血,很少为大量出血。对于异常出血不能简单地诊断"功能性子宫出血",应常规诊断性刮宫以排除子宫内膜癌。绝经后患者多表现为持续或间断性阴道出血。绝经前则表现为月经过多或月经间期出现子宫出血。对于这类患者都必须及时进行内膜活检。少数患者以阴道排液为首发症状,初期可仅有少量血性白带,后期发生感染、坏死时则有大量恶臭的脓血样液体排出。子宫内膜癌患者较少出现腹部包块,腹腔积液症状,如出现多提示病理类型为非内膜样腺癌。由于癌肿及其出血与排液的瘀积,刺激子宫不规则收缩而引起阵发性疼痛,占 10%～46%。这种症状多半发生在晚期。如癌组织穿透浆膜或侵蚀宫旁结缔组织、膀胱、直肠或压迫其他组织也可引起疼痛,往往呈顽固性和进行性加重,且多从腰骶部、下腹向大腿及膝放射。晚期患者自己可触及下腹部增大的子宫或/及邻近组织器官,可致该侧下肢肿痛,或压迫输尿管引起该侧肾盂输尿管积水,或致肾脏萎缩,或出现贫血、消瘦、发热、恶病质等全身衰竭表现。

(王湘连)

81‑2. 子宫内膜癌有哪些治疗方法

子宫内膜癌的治疗原则,应根据临床分期、病理类型,患者全身情况等因素综合考虑决定。治疗首选手术治疗,并进行正确的手术—病理分期,根据病变范围和高危因素再辅以术后放疗、化疗及其他药物综合治疗。

子宫内膜癌辅助治疗手段很多,但放疗效果最好,术后放疗应针对有复发高危因素的患者进行,高危因素包括,有腹膜后淋巴结转移、盆腔淋巴结转移、淋巴管浸润、阳性腹腔细胞学、峡部宫颈浸润、附件转移等子宫外转移病灶。目的是降低复发率,同时提高生存率。根据多因素分析可将子宫内膜癌根据复发因素分为低危组、中危组和高危组。ⅠA 期低危患者经手术治疗即可治愈,其复发风险很低,故常规不进行辅助放疗。手术分期为ⅠB、ⅠC 和ⅡA 期的患者为中危组,如伴有不良预后因素,术后盆腔外照射联合化疗可减少复发,提高生存率。高危组患者包括手术分期为ⅡB、Ⅲ、Ⅳ期的患者,术后应给予全盆腔照射联合化疗,对有腹主动脉淋巴结转移的患者术后加照主动脉淋巴结区。

孕激素能够使异常增生的子宫内膜转变为分泌期或萎缩性子宫内膜,从而导致子宫内膜增生,病灶萎缩、逆转。约 1/3 的晚期或复发的子宫内膜癌患者对孕激素制剂有效。

(王湘连)

81‑3. 子宫内膜癌放疗如何进行

子宫内膜癌首先手术治疗,但对于部分有严重内科并发症而不能耐受手术者或极度肥胖,可选择根治性放疗作为主要治疗手段。

子宫内膜癌的根治性放疗以体外照射和腔内照射联合应用,以腔内为主。外照射方法于子宫颈癌相似。腔内照射将放射性核素放射源放置在较小的容器内,通过遥控后装技术进行腔内后装治疗。腔内治疗剂量经精密计算,每周一次,分 6～8 次进行,必要时要适当补充阴道腔内照射,以减少阴道复发。子宫体的大小影响疗效,子宫越大,宫腔单管放射治疗者的靶区剂量分布越不均匀,疗效越差,反之,子宫小疗效相对较好。由于宫腔形状的影响,当距宫腔所置入的管状容器较远的子宫角剂量达到肿瘤致死量时,距放射源较近的子宫峡部及颈管则受量较大,可能会引起放射性坏死、宫腔积液、阴道分泌物增多等,而且有时坏死表现与肿瘤未控或复发难以区别,这也是目前子宫内膜癌单管腔内放射治疗剂量难以掌握,及随诊时需要注意并应给予适当处理的问题。如果肿瘤累及宫颈和宫旁组织造成手术困难者,可先行术前放疗。

术后术中有残留病灶者、肿瘤浸润宫体肌层厚度的 1/2 以上者、盆腔有淋巴结转移者、癌细胞分化差或标本切缘阳性者、宫颈管及阴道内浸润者，对于这些患者均需行术后放疗。具体包括术后体外照射及术后腔内照射。术后体外照射主要为全盆体外照射。需采用术后阴道腔内放射治疗者，可在术后约 2 周时开始(即阴道伤口基本愈合后)，3～4 次完成。术后腔内照射：对于术后标本检查中，阴道切缘有癌组织或切缘与癌组织邻近者，术后应补充腔内放疗。

（王湘连）

81‑4. 子宫内膜癌放疗效果怎么样

子宫内膜癌因解剖和生物学特性的特点，导致其生长缓慢、扩散和转移出现得较晚，而临床症状出现得较早，故确诊相对容易。80％的患者就诊时为早期子宫内膜癌，总体疗效较好。

Ⅰ期患者 5 年生存在 72％，随着期别的增高 5 年生存逐渐下降，Ⅳ期仅为10.5％。每个期别的 5 年生存率相差 20％左右，期别越晚扩散转移率越高，预后越差。组织分级对预后影响明显，组织化越低，淋巴转移及阴道复发概率越高。肌层浸润深度越深，预后越差，内 1/3 浸润 5 年生存在 77％，中 1/3 浸润 5年生存在 73％，外 1/3 浸润 5 年生存在 15％。子宫内膜癌有无淋巴结转移，其预后有明显差异，两组相差 1 倍左右。术中腹腔冲洗液及腹腔积液的细胞学检查阳性者其 5 年生存率 49％，阴性者可达 81％。

子宫内膜癌单纯放疗，治疗疗效明显低于手术组及手术加术后辅助放疗组，但单纯手术组患者选择多为晚期患者。而单纯手术治疗与手术加放疗的差别在于，加放疗组的阴道复发率显著低于单纯手术组。手术加放疗组平均 5 年生存率为 76％。阴道复发率为 4.5％。

81‑5. 子宫内膜癌放疗会有什么不良反应

子宫内膜癌放射治疗的并发症同宫颈癌相似，常见的放疗不良反应为消化道反应、骨髓抑制。消化系统反应多表现在食欲不振、恶心、呕吐、腹痛、腹泻等。造血系统反应多为白细胞减少、血小板减少。

然而其最为突出的是膀胱、直肠并发症多见。文献报道放射性直肠炎发生率为 5％～13％，放射性膀胱炎为 17％～13％。治疗方法以对症处理为主。放射性膀胱炎主要表现在尿急、尿频、尿痛、血尿甚至排尿困难，处理以预防感染、止血、大量补液为主。盆腔放疗影响最多的是小肠，小肠是对射线的耐受剂量较低的器官之一，小肠的放射性损伤使肠道纤维化，可引起肠粘连、溃疡、狭窄甚至梗阻。临床表现为腹痛、腹泻、血便等。直肠虽然对放射线耐受剂量较高，但其位置相对固定，易受放射损伤。常表现为里急后重、肛门坠胀甚至黏液脓血便。80％的放射性直肠炎在放疗结束后 6 个月～2 年出现，大部分可在 3 年内恢复。肠道的放射性损伤难以修复，以预防为主。

（王湘连）

81‑6. 子宫内膜癌放疗期间要注意什么

放疗期间，每次治疗在技术员的指导下摆好体位，做到治疗时膀胱充盈程度及体位一致，尽可能减少摆位误差，确保治疗的准确性，减少不良反应。

放疗期间每周门诊检查，评估放疗期间胃肠道、膀胱急性不良作用及血液系统不良反应，积极予以对症处理。如白细胞轻度降低时使用升高白细胞药或应用粒细胞集落因子，可使白细胞数量迅速回升。如发生腹痛、腹泻可口服止泻、解痉药物，如出现膀胱炎症状，应鼓励患者多饮水，达到预防感染的目的。如患者发生急性盆腔或宫腔感染，应积极治疗，争取最短的时间内控制病情，减少对疗效的影响。

（王湘连）

81‑7. 子宫内膜癌放疗后需要注意什么

放疗可能会导致人体白细胞的下降，从而导致免疫力的下降，应预防感冒，避免到人群聚集区逗留，减少发生感染的机会。放疗结束后，有些患者可能还会有虚弱和疲劳感，应注意尽量多休息，保证充足睡眠，保持乐观的心态，适当运动，促进机体的恢复。戒烟戒酒，吸烟在多种肿瘤中都是促进因素。

放疗结束后 1 月内患者应进行妇科检查(三合诊)、阴道细胞学检查、血常规、血液生化、胸部 CT 和腹部 B 超及盆腔 MRI 检查，复查时应注意有无浅表淋巴结转移。治疗后第 1 年每 3 个月复查 1 次，第 2 年至第 5 年每半年复查 1 次，以后每年复查 1 次。如果出现任何异常情况应立即复诊。必要时加做全身 PET/CT 和骨扫描。

（王湘连）

82. 膀胱癌放疗及防治常见问题

82‑1. 膀胱癌有哪些临床症状

膀胱癌的临床症状主要包括：

（1）肉眼血尿：大约 90％的膀胱癌患者,最早出现的症状是无痛性、肉眼血尿。血尿多为全程血尿,但可能为间歇出现,有时也可表现为镜下血尿,即尿常规检查提示血尿。患者一般无任何尿痛。血尿持续数天后,可自行消失或逐渐缓解。血尿的颜色可为茶色、鲜红色或暗红色,有时呈洗肉水样表现。当然,血尿的程度,即出血量、血尿的持续时间与肿瘤的数目、大小、恶性程度、侵犯膀胱的深度等不一定呈正比。有时肿瘤已多处转移才出现肉眼血尿,有时肿瘤较小,即出现血尿。此外,也有患者无任何症状,仅在体检时发现膀胱肿瘤。

（2）膀胱刺激征：膀胱刺激征包括尿频、尿急、尿痛。该症状主要是因为肿瘤破溃、坏死,或肿瘤引起膀胱内感染或肿瘤占据膀胱体积,致膀胱容积减小,导致小便有刺激感。此外,当肿瘤较大或侵犯膀胱出口,就会引起尿液排出障碍,导致排尿困难、小便排不尽、腹胀等不适。

（3）当肿瘤侵犯盆腔周边器官时,包括盆腔肌肉、骨骼,会出现一些晚期肿瘤的症状,如：下腹部坠胀感、腰骶部疼痛、骨痛等。

（吴永欣）

82-2. 膀胱癌有哪些治疗方法

膀胱癌的治疗方法也是根据肿瘤的分期来决定的。根据肿瘤是否浸润膀胱的肌层,分为黏膜表浅型和肌壁浸润型。

对于黏膜表浅型的膀胱癌,可考虑行微创手术：经尿道膀胱肿瘤切除术。这些术后的患者,根据肿瘤的病理分型的程度,可进一步行卡介苗灌注治疗、膀胱内灌注化疗(丝裂霉素或吉西他滨)等。这些后续治疗的具体实施则由泌尿外科医生根据患者的实际病情来决定。

对于肌壁浸润型的膀胱癌,根据患者的具体病情,有不同的治疗方法。若患者一般情况较好,可耐受手术,可考虑行膀胱癌根治术。在手术前,可考虑先行数次化疗,以求降低肿瘤负荷,提高手术疗效。术后根据病情,若有肿瘤局部复发的高风险的患者,可能还需进一步同步放化疗或化疗。此外,对于某些患者,在全面评估病情后,可考虑行保存膀胱功能的治疗：先行经尿道膀胱肿瘤切除术,然后再行全膀胱放疗和同步化疗。对于这部分患者需严密随访,一旦肿瘤复发、进展,就必须行膀胱癌根治术。对于肌壁浸润型膀胱癌,同时且有淋巴结转移的患者,可考虑行放疗联合化疗。至于具体的治疗策略,则需由各个专科医生根据病情来决定。

此外,对于有手术禁忌证或拒绝手术的患者而言,可考虑行根治性放疗或同步放化疗。当然,对于一些转移性膀胱癌,可就转移灶进行姑息性放疗,尤其对于因转移灶引起明显疼痛等临床症状的患者,放疗可明显缓解症状。所使用的放疗技术包括调强放疗、立体定向放射治疗等。

(吴永欣)

82 - 3. 膀胱癌放疗如何进行

由于膀胱是空腔器官,功能主要是贮存尿液。因此膀胱癌的放疗技术与肝癌和胰腺癌的放疗技术略有不同。后两者除适形放疗外,还可行立体定向放射治疗,而膀胱癌的放疗一般均采用三维适形放射治疗或调强放疗。

由于三维适形放疗或调强放疗在治疗过程中,必须保证较高的治疗精确度,因此在治疗前定位和每次治疗时,需维持膀胱的三维空间结构无明显变化。但由于膀胱的体积和形态容易受到尿液量的影响,所以在定位时,就必须使得膀胱的充盈状态在可控范围内。

因此,患者在定位时,同其他肿瘤定位一样,需空腹 4～6 小时。然后嘱患者排空小便后,饮适量水(一般为 200～300 毫升),后憋尿半小时或 1 小时(饮水量和憋尿时间必须在治疗前定位和每次治疗时保持一致)。期间根据患者的体型,制作真空负压垫,用于维持患者在每次治疗时的姿势。然后将真空负压垫置于 CT 模拟定位床上,患者仰卧于真空负压垫上。医生会在患者下腹部画上定位线,该定位线的作用是保证每次放疗的精确度。扫描范围一般上至腹主动脉分为左右髂总动脉水平,下至肛门会阴部,必须包括盆腔淋巴结引流区域。在确定图像无误后,医生会将定位图像传送至工作站。然后医生会根据患者先前已行的影像学检查及定位图像,勾画肿瘤照射区域以及周围需要保护的正常组织和器官,包括直肠、股骨头、前列腺等。当计划完成后,若放疗期间无明显不良反应,患者则需每天进行治疗,治疗时间较立体定向放射治疗时间短,一般为 5 分钟。

(吴永欣)

82 - 4. 膀胱癌放疗效果怎么样

虽然放疗在膀胱癌中的应用不如其在肝癌、胰腺癌或前列腺癌中的应用那么广泛,但对于不同分期的肿瘤和不同病情的患者,放疗仍有一定的疗效。

就黏膜表浅型的膀胱癌而言,在行经尿道肿瘤切除术后,可根据患者病情,必要时进一步行同步放化疗。有研究表明,对于黏膜表浅型、但恶性程度较高的膀胱癌,术后同步放化疗 5 年、10 年生存率分别为 77% 和 61%,5 年、10 年膀胱功能的保存率分别为 55% 和 45%。

对于肌壁浸润型且恶性程度较高的膀胱癌,根治性切除术是其治疗的标准模式,术后 5 年的生存率约 50％,而单纯放疗,其 5 年生存率仅为 25％。但对于根治性切除术有禁忌证或拒绝手术的患者,可考虑行保存膀胱功能的治疗方法:首先可行经尿道肿瘤切除术,然后再进行全膀胱放疗和同步化疗,而将根治性手术作为肿瘤进展的补救性治疗方法。该方法的肿瘤完全缓解率为 66％～85％,40％～80％的患者 5 年内保留了膀胱的功能,且 5 年生存率为 50％,与根治性手术的疗效相似。

对于术后肿瘤有局部复发进展的高风险患者,术后可考虑行同步放化疗。但相关研究及证据较少,就目前的结论而言,对于局部晚期的肿瘤、手术切缘不净(即有残留肿瘤)或仅行姑息手术的患者,有必要做术后放疗,且可以明显地降低肿瘤复发的风险。

就术前放疗而言,目前仍存在一定的争议,但更多的证据表明支持局部晚期的膀胱癌患者可通过术前放疗获益。其病理证实肿瘤的完全缓解率约为 30％,5 年生存率为 23％～52％。

对于无法行手术的患者而言,单纯的根治性放疗联合或不联合化疗可能是另一种可选择的治疗方法。该治疗方法的 5 年生存率为 20％～40％,约 70％的患者可保留膀胱功能。

此外,对于晚期膀胱癌患者,放疗是姑息减症治疗中重要的治疗措施。放疗可在一定程度上改善血尿、尿频、尿急、排尿困难等症状,提高患者的生活质量。研究表明,约 90％患者可达到减症效果,其中 50％患者症状可完全缓解。

(吴永欣)

82 - 5. 膀胱癌放疗会有什么不良反应

由于膀胱位于空间狭小的盆腔内,其后方紧邻直肠,上方紧贴小肠。因此最主要的放疗不良反应是肠道的损伤。一般而言,患者的症状比较轻微,包括下腹部不适、隐痛、大便性状轻度改变伴少许腹泻等,休养数天后可自行缓解。但若极个别患者出现比较明显的症状,如下腹部疼痛明显、长期腹泻、便血、黑便等,则需予以对症治疗,必要时可能需暂停放疗。

此外,虽然三维适形放疗或调强放疗的单次照射剂量远小于立体定向放射治疗的单次剂量,但是由于前者的疗程较长,一般为 6 周,因此也容易引起皮肤的损伤和血液的不良反应。特别是对于膀胱癌术后的患者,由于皮肤已经存在手术切口和引流管瘢痕,因此对于射线可能更敏感,容易出现皮肤损伤。轻度的皮肤损伤主要表现为皮肤红斑、色素沉着等,严重者可能出现皮肤脱皮、烫伤样改变等。对于这些患者，需要涂抹乳膏。而对于那些容易出现皮肤损伤的患者，可在治疗前就开始涂抹药膏或在皮肤上贴敷贴，防止出现皮肤不良反应。

同样，由于放疗时间较长，患者也容易出现血液系统的不良反应，包括白细胞和血小板减少。

此外，由于膀胱为泌尿系统器官，上连肾脏、输尿管，下接尿道，因此对于膀胱的放疗，可能也会导致泌尿道的不良反应，包括尿频、尿不尽等症状。

（吴永欣）

82‑6. 膀胱癌放疗期间要注意什么

膀胱癌的放疗一般目前多选用调强放疗技术。由于调强放疗与立体定向放疗的原理有所差异，因此在治疗期间，也有一些独特的注意事项：

（1）由于调强放疗不具备立体定向放射治疗实时监测的功能，因此为了同时保证治疗的精准性，在定位时必须在患者腹部勾画定位线。所以该定位线对于后期治疗的准确度以及与定位时的比对，具有极其重要的作用。因此，必须保证该定位线在治疗期间清晰可见。若定位线出现模糊，则必须要求放疗科医生加深定位线，防止定位线消失。一旦无法识别定位线，则必须重新定位、重新制定放疗计划，会延误治疗。当然，患者家属也可自行用记号笔加深定位线，但必须要求患者处于平卧位。

（2）由于放疗时间较长，皮肤受照射也较久，因此下腹部皮肤较脆弱，所以放疗期间，严禁搓揉此处皮肤。所穿衣服也必须宽松、舒适、比较柔滑。若必须清洁此处皮肤，则可予以清水缓慢清洗，轻柔擦干。

（3）由于调强放疗疗程较长，因此一般均要求患者从治疗开始时，每隔一周复查血常规，评估有无出现白细胞、血小板减少。因白细胞和血小板在轻度降低时，可能无明显症状；但一旦出现明显减少时，可能会出现严重的后果，如严重的感染、内脏出血等，甚至危及生命。因此，对于每一位患者而言，每隔一周定期复查血常规是治疗期间极其重要的事项，必须谨记在心。此外，一旦出现感冒、发热、上呼吸道感染或鼻腔、牙龈出血、皮肤出现瘀斑时，患者也必须重视，及早就诊并接受治疗。

（4）治疗期间还需注意肠道和泌尿道的不良反应。若出现明显的疼痛、腹泻、便血、黑便等，也必须及时就诊。若患者的尿频、尿不尽等症状明显加重，必要时可能需暂停放疗。

（吴永欣）

82-7.　膀胱癌放疗后需要注意什么

膀胱癌放疗后最主要的注意事项就是定期随访。对于黏膜表浅型的膀胱癌，在行经尿道肿瘤切除术和同步放化疗后，必须根据随访计划，每隔一定时间行膀胱镜检查、盆腔影像学检查和尿细胞学检查等。若在随访期间发现肿瘤复发，则必须及时就诊，根据患者病情，专科医生会制定相关的治疗方案，包括卡介苗膀胱内灌注、膀胱内灌注化疗药物以及膀胱癌根治性切除术。而对于已行根治性手术和术后辅助放疗的患者，则无需行膀胱镜检查，但必须定期做影像学复查以及尿常规、尿细胞学检查。若在复查中发现肿瘤已侵犯上泌尿系统或前列腺等周围器官，则可能需再次手术或化疗等治疗。以上随访复查计划及再次治疗方案均需根据患者病情，由泌尿外科、放疗科等相关科室医生一同制定。

此外，对于治疗后，仍未完全缓解的放疗不良反应的症状，包括腹泻、腹痛、黑便、尿频、尿不尽、血尿以及皮肤破溃未结痂等，则必须进一步治疗。由于放疗不良反应可能存在一定的延迟性，可能在放疗后出现晚期不良反应。因此在治疗后，仍需密切观察是否出现肠道及小便不适症状以及皮肤破损等表现。

（吴永欣）

83.　前列腺癌放疗及防治常见问题

83-1.　前列腺癌有哪些临床症状

大部分前列腺癌患者早期一般都无特异的临床症状，均是在体检时发现实验室检查指标异常，而后进一步检查发现前列腺癌。但随着肿瘤的进展，可能会出现一些临床症状：

（1）压迫梗阻症状：由于肿瘤呈外生性生长，因此会导致前列腺体积逐渐增大，进而压迫穿过腺体的尿道，导致尿道梗阻。患者可出现进行性排尿困难、夜尿增多、尿频、尿急、尿线细、尿流缓慢甚至中断、尿程短、尿后滴沥不尽、甚至尿失禁。严重者，可能因尿道完全梗阻，出现急性尿潴留。若肿瘤侵犯尿道，可能会出现血尿。

（2）局部浸润症状：当肿瘤侵犯膀胱，可能表现为小便不适症状，如尿急、尿痛、尿频，甚至血尿。而当肿瘤侵犯直肠，则会刺激直肠，导致大便性状改变，可表现为腹痛、腹泻、里急后重、甚至便血。当肿瘤侵犯或压迫盆腔内神经时，会出现会阴部或肛门区疼痛,甚至放射到臀部深部。

(3) 转移症状:当前列腺癌转移至盆腔淋巴结,若肿大淋巴结压迫下肢血管或淋巴管,则可能会引起血液和淋巴液回流障碍,引起下肢水肿。此外,前列腺癌最易出现骨转移,尤其易发生椎体转移,患者可出现腰背部酸痛,严重者可能出现病理性骨折,甚至发生脊髓损伤,而出现下肢瘫痪。

（秦庆亮　孙维凯）

— 专家简介 —

秦庆亮　孙维凯

秦庆亮,同济大学附属东方医院放疗科主任,主任医师。中华医学会放射肿瘤治疗学分会(热疗组)第七、八届全国委员,上海市医学会肿瘤放射治疗专科分会委员。在治疗小肺癌、小肝癌、胰腺癌、前列腺癌和颅内肿瘤等全身各类实质器官恶性肿瘤方面经验丰富。

孙维凯,医学硕士,同济大学附属同济医院副主任医师。在妇科肿瘤术后放疗、直肠肿瘤术前放疗及各种晚期肿瘤的姑息治疗方面积累了较丰富的诊疗经验。

83‑2. 前列腺癌有哪些治疗方法

前列腺癌的治疗方法主要由肿瘤分期、前列腺特异性抗原的水平以及肿瘤恶性程度决定。

(1) 手术:前列腺癌根治性切除术是局限性前列腺癌重要的治疗方法。随着手术技术的发展,从传统的开腹手术到现在最新的机器人技术——微创手术,使得患者的术后并发症和疗效得到明显的改善。同时手术方式也有新的发展,如保留神经的前列腺癌根治术,可以较好地防止术后性功能减退。

(2) 放射治疗:前列腺癌的放疗可分为外照射和近距离放射治疗。外照射技术包括三维适形放疗、调强放疗、立体定向放射治疗等;近距离照射技术包括组织间粒子植入等。对于一些年龄偏大或者无法耐受手术的患者,根治性放疗是其首选的治疗方法。研究表明,对于局限性前列腺癌的患者,根治性放疗联合或不联合内分泌治疗的疗效与根治性手术的效果相似。此外,对于术后病理提示有肿瘤复发的高危因素的患者,可行术后辅助放疗,进一步巩固疗效,防止肿瘤复发、进展。对于已经发生骨转移的晚期前列腺癌,且局部骨质破坏疼痛明显的患者,放疗又可以作为局部姑息减症的首选治疗方法,其可较明显地缓解症状,提高生活质量。

（3）内分泌治疗：由于前列腺癌依赖雄激素，因此根据患者的病情，在一定条件下，可予以去势治疗或抗雄激素治疗。

（秦庆亮　孙维凯）

83－3. 前列腺癌放疗如何进行

前列腺癌根据病情，其放疗技术可选用调强放疗或立体定向放射治疗。接受立体定向放射治疗的患者，在定位前，还需接受金标植入术，即在前列腺内植入 4 粒或以上数量的金标。金标植入的目的在于更精确地进行立体定向放射治疗。

在定位时，患者需空腹 4～6 小时，后与膀胱癌放疗前准备工作相同，均需排空小便，饮用约 200～300 毫升水，并憋尿 0.5 小时或 1 小时；同样，在每次治疗前，均需重复上述过程，且保证每次饮用的水量和憋尿时间相同。期间，根据患者的体型制作真空负压垫，以便保持患者每次治疗时的姿势相同。然后，将真空负压垫置于定位床上，患者平卧于负压垫中。对于行立体定向放射治疗的患者，即可进行定位扫描；但若患者接受调强放疗，则需根据激光定位线，在患者的下腹部描画出定位线，以确保放疗的精确度，然后进行扫描。扫描范围一般为上至腹主动脉分为左右髂总动脉，下至肛门会阴部，必须包括盆腔淋巴结引流区域。

在确定图像无误，肿瘤和器官清晰可辨时，医生会将图像传送到工作站，然后结合患者先前所行的影像学检查和定位图像，勾画肿瘤靶区和必要的照射区域，以及需要保护的正常组织和器官，包括膀胱、直肠、小肠、股骨头、尿道、阴茎球等。然后物理师会根据医生的处方剂量及初步的勾画区域，对放疗计划进行优化，进一步完善放疗计划，使其更精确。调强放疗疗程为 6 周，每天进行治疗，每次治疗时间约为 5 分钟。立体定向放射治疗疗程约为 10 天，每 2 天治疗 1 次，每次治疗时间为 30～45 分钟。

（秦庆亮　孙维凯）

83－4. 前列腺癌放疗效果怎么样

前列腺癌复发进展的评估主要依赖于前列腺特异性抗原的水平是否上升，因此在较多研究中，多以这项指标作为肿瘤是否进展的标准。对于复发转移风险较低的前列腺癌，单纯行外照射治疗的患者，根据前列腺特异性抗原治疗前的水平：0～4 纳克/毫升、4～9.9 纳克/毫升、10～20 纳克/毫升、＞20 纳克/毫升的 8 年前列腺特异性抗原控制率（肿瘤控制率）分别为 80％、60％、46％、34％。

在放疗结束后,不同的前列腺特异性抗原的水平:0～0.49 纳克/毫升、0.5～0.99纳克/毫升、1～1.99 纳克/毫升、>2.0纳克/毫升的 8 年前列腺特异性抗原控制率分别为 80%、60%、46%、34%。此外,对于复发进展风险较低的前列腺癌,有研究表明,单纯根治性放疗(外照射)和手术的 8 年前列腺特异性抗原控制率相似,即两者的疗效无明显差异。

对于肿瘤容易复发进展的前列腺癌,研究表明根治性放疗联合内分泌治疗的疗效优于单纯根治性放疗,即前者可明显延长患者的生命。根治性放疗联合内分泌治疗的 10 年总生存率和 10 年肿瘤特异性生存率分别为 43%～74%、68%～98%;单纯根治性放疗的 10 年总生存率和 10 年肿瘤特异性生存率分别为 34%～61%、48%～92%。

此外,对于术后病理提示有复发转移的高危因素:手术切缘阳性、前列腺包膜受肿瘤侵犯、精囊腺受肿瘤侵犯的患者,接受术后辅助放疗和不接受术后辅助放疗相比,前者的 5 年和 10 年肿瘤无进展率、5 年肿瘤无远处转移率、前列腺特异性抗原控制率以及生存率明显高于后者。

(秦庆亮 孙维凯)

83‐5. 前列腺癌放疗会有什么不良反应

由于前列腺前上方为膀胱,后方为直肠,且盆腔空间狭小,因此前列腺癌放疗最容易引起的不良反应是放射性膀胱炎和放射性直肠炎。

(1) 放射性膀胱炎:一般在治疗期间会容易出现。患者主要的临床症状为尿路刺激征:尿频、尿急、尿痛,严重者可能会有镜下血尿或肉眼血尿。一般而言,比较轻微的放射性膀胱炎,无需对症治疗,治疗结束后可自行缓解。但若出现比较明显的不适症状,或伴血尿的患者,需暂停放疗,并予以一定治疗。对于这部分患者,要求患者多饮水,尽量排出膀胱内血液,防止形成血凝块堵塞泌尿道;同时,多饮水,促进排尿,还可以起到膀胱自洁作用。此外,还需配合激素、止血药等相关药物治疗。若尿常规检查提示放射性膀胱炎还伴有感染,可同时予以抗生素治疗。

(2) 放射性直肠炎:一般多在放疗结束后出现。但若患者接受调强放疗,因其疗程长,也可在治疗期间发生。患者主要的临床症状为腹痛、腹泻、便血、里急后重(表现为有便意感,频繁去洗手间,但排出的大便较少),严重者可能出现黏液脓血便。患者应避免多渣、富含膳食纤维的食物,应进食易消化、少渣、少产气的食物。除了应暂停放疗外,还应配合药物治疗。放射性直肠炎同放射性膀胱炎,应首先使用激素抑制炎症反应;同时因肠道黏膜被破坏,容易发生感染,可考虑应用抗生素；此外，对于疼痛症状明显的患者，可使用玉红栓等药物纳肛治疗。腹泻严重者，可考虑予以止泻药，但必须慎重。

（秦庆亮　孙维凯）

83－6. 前列腺癌放疗期间要注意什么

对于不同的放疗技术，前列腺癌放疗期间的注意事项有所不同。对于接受调强放疗的患者而言，其注意事项与膀胱癌相似。

（1）定位线对放疗极其重要，必须保证在治疗期间均清晰可见。若定位线模糊，则必须要求医生加深；或在家中使用记号笔自行加深定位线，但必须在患者平卧时描画。

（2）因放疗会导致白细胞和血小板下降，且调强放疗时间较长，因此需要患者从第一次治疗开始起，每隔一周就诊，复查血常规，必要时需予以升白细胞和血小板治疗。

（3）放疗期间，需要求患者着宽松、内部柔滑的衣裤，同时严禁搓揉照射区域的皮肤，防止加重放射性皮肤损伤。还需严密观察是否出现放射性膀胱炎和放射性直肠炎等相关的临床表现。若症状比较明显，则必须立即就诊。医生会根据病情，给予一定的治疗，必要时会暂停放疗。

（4）在定位时，已要求患者排空小便，饮水 200～300 毫升，然后憋尿 0.5～1 小时后定位。该要求的目的在于保持膀胱在每次治疗时的充盈程度无明显变化，这样可以确保放疗的精确性，即前列腺不会因膀胱不同的充盈程度，而发生明显的位置变化。因此在往后治疗前，所饮用的水量和憋尿时间必须相同。

对于接受立体定向放射治疗的患者而言，相关注意事项如下：

（1）金标植入：在射波刀治疗前，必须植入 4 粒或以上数量的金标。其目的在于可以更精确地进行放射治疗。在金标植入前 3 天（包括手术当天），需口服抗生素（环丙沙星、甲硝唑）预防感染。在术前一天晚上 21 点、当天 9 点和 12 点需使用一只开塞露，排空大便，以保证植入术的顺利。糖尿病及高血压患者需在手术当天将血压和血糖维持在稳定状态；有口服抗凝或抗血小板药物，如阿司匹林、华法林、丹参等药物的患者，需在术前至少停药 7～14 天才能进行金标植入术。金标植入术后，需按照医嘱口服抗生素和止血药，一旦出现小便带血、便血或肛门滴血、发热等症状，必须立即就诊。

（2）放疗期间还需严密监测有无放射性膀胱炎或放射性直肠炎的临床症状。一旦出现相关表现，需立即告知放疗科医生，以便及时治疗。

（秦庆亮　孙维凯）

83‑7. 前列腺癌放疗后需要注意什么

前列腺癌放疗后，相关注意事项与其他肿瘤相似。首先就是按照医嘱定期复查。由于前列腺癌并不像胰腺癌或肝癌，肿瘤可直接通过影像学观察，并可测量大小。因此对于前列腺癌的病情评估及复查，最主要的指标就是前列腺特异性抗原的水平。一般建议患者在放疗后每个月复查该指标，若前列腺特异性抗原水平一直处于正常范围内，且无上升趋势，可考虑间隔 2～3 个月复查前列腺特异性抗原。

当前列腺特异性抗原呈逐渐上升趋势时，必须复查盆腔增强 MRI，排查有无肿瘤局部复发。若局部未见肿瘤进展，必要时可能需要进行骨扫描或 PET‑CT 检查，以便及早发现是否出现远处转移灶。若病情进展，则需进行内分泌治疗，包括去势治疗或抗雄激素治疗，必要时可考虑联合化疗，具体的治疗方案则需根据患者病情来制定。此外，对于骨转移灶伴明显的局部症状者，如疼痛或椎体转移灶有压迫脊髓的风险时，可考虑行立体定向放射治疗，以缓解局部症状；同时也可达到局部控制肿瘤的目的，以防止脊髓受损或椎体病理性骨折。当然，对于椎体转移灶的放疗，因照射区域紧邻脊髓，本身可能也会对脊髓有一定的损伤，因此需根据患者病情，严格把控放疗指征。

（秦庆亮　孙维凯）

84. 恶性淋巴瘤放疗及防治常见问题

84‑1. 恶性淋巴瘤有哪些临床症状

恶性淋巴瘤主要症状是淋巴结进行性肿大。较多的患者在早期表现为无痛的颈部淋巴结肿大，淋巴结可从黄豆大到枣大，中等硬度，坚韧，均匀，丰满，一般与皮肤无粘连，到了后期淋巴结可长到很大，也可互相融合成大块，直径达 20 厘米以上，有的患者从起病即有多处淋巴结肿大，很难确定何处为首发部位。此外，纵膈淋巴结肿大也比较常见，在初期常无明显症状，晚期由于肿块增大会出现胸闷、咳嗽、气急、声音嘶哑等症状。非霍奇金淋巴瘤还常常出现淋巴结以外的部位受侵犯，比如鼻腔、皮肤、咽淋巴环、骨、消化道，中枢神经系统等。

常见全身症状主要为盗汗、低热、消瘦。临床上无全身症状为 A 组，有全身症状为 B 组，包括连续 3 天不明原因发热超过 38℃、盗汗、诊断前 6 个月内不明原因体重减轻＞10％。随着病情的进展有乏力和贫血、患者可有一系列非特异性皮肤表现,常见的为糙皮病样丘疹、带状疱疹、全身性疱疹样皮炎、色素沉着、鱼鳞癣及剥脱性皮炎,也可发生荨麻疹、结节性红斑、皮肌炎、黑棘皮症、色素性荨麻疹等,至于由于皮肤瘙痒而引起的抓痕和皮肤感染则更为常见。患者出现持续发热、多汗、体重下降等可能标志着疾病进展,机体免疫功能的衰竭。特别是到了疾病晚期,免疫功能低下,可发生感染。恶性淋巴瘤侵犯脑实质可伴发脑出血,感染和出血也是常见的死亡原因。

（梁世雄）

84－2. 恶性淋巴瘤有哪些治疗方法

恶性淋巴瘤的治疗方法包括化疗、放疗、手术、生物靶向、造血干细胞移植和中医中药等。

比如早期的患者可以对受累淋巴结区域进行放疗,中、晚期患者则采用化疗、受累淋巴结区域放疗和生物靶向药物的综合治疗方式。对于原发于淋巴结以外部位的淋巴瘤首选手术治疗,比如胃淋巴瘤可行胃次全切除;肠道淋巴瘤则可切除局部病变肠管及相应系膜。对于切除不尽的瘤体,可于术中置银夹固定,以便术后放疗。造血干细胞移植是通过大剂量放化疗预处理,清除患者体内的肿瘤细胞,再将自体或异体造血干细胞移植给患者,使患者重建正常造血及免疫功能。目前广泛应用于恶性淋巴瘤和其他恶性血液病。

对于恶性淋巴瘤的放射治疗手段包括三维适形放疗、调强适形放疗、立体定向放疗、影像引导放射治疗等,根据不同的部位、分期、病理类型采用不同的照射方法,比如原发于颅内的淋巴瘤需要进行全脑放疗,采用的是三维适形放疗技术;鼻腔的恶性淋巴瘤采用调强适形放疗可以更好地保护口腔黏膜、唾液腺、脊髓、视神经等正常组织;而肝脏和肺部的恶性淋巴瘤可采用立体定向外科如射波刀,可以跟随患者的呼吸运动实时追踪肿瘤进行照射;造血干细胞移植预处理中的全身照射可采用螺旋断层放射治疗系统进行,具有非常高的适形性和均匀性。射波刀和螺旋断层放射治疗都是影像引导放射治疗。

（梁世雄）

84－3. 恶性淋巴瘤放疗如何进行

放疗要在明确病理、分期、肿瘤部位和患者一般状况的基础上选择合适的放疗手段和剂量,这样才能够最大限度地杀灭肿瘤细胞和最大限度地保护正常组织。

（1）霍奇金病放射治疗适应证：临床分期Ⅰa、Ⅱa期预后良好型霍奇金病给予根治性放射治疗；其余放化疗综合治疗。禁忌证包括明显恶病质，严重贫血及骨髓功能严重抑制等。目前做有计划的放化疗综合治疗时，比较常用的是受累野照射，受累野应包括治疗前所有受累的淋巴结区，如同侧颈及锁骨上，腹股沟和股三角均分别为一淋巴结区。

（2）非霍奇金淋巴瘤治疗：主要根据病理分类和临床分期，早期低度恶性淋巴瘤以放疗为主或者化疗，中高度恶性淋巴瘤应采用综合治疗，化疗 3～4 周期后再行放疗。非霍奇金淋巴瘤的放疗主要是受累野照射，照射野应该包括整个受侵淋巴结区域。比如肿瘤侵犯一侧颈部和/或锁骨上淋巴结，照射范围包括一侧颈部和同侧锁骨上下区域。肿瘤侵犯双侧颈部和/或锁骨上淋巴结，照射范围包括双侧颈部和同侧锁骨上下。

受累野照射剂量根据不同的病理类型制定。

（梁世雄）

84‑4. 恶性淋巴瘤放疗效果怎么样

恶性淋巴瘤是放射敏感肿瘤之一，早期患者通过放疗可以达到根治效果。中晚期患者放疗是综合治疗中比较重要的治疗手段之一，可以直接杀灭肿瘤细胞，延长生存期，改善生存质量。

滤泡淋巴瘤是常见的低度恶性淋巴瘤，对于早期滤泡淋巴瘤患者，放疗的局部控制率可达 95％以上，10 年无复发生存率达 40％～50％，10 年总生存率达 60％～80％。放疗是早期滤泡淋巴瘤最主要的治疗手段之一。黏膜相关淋巴组织（MALT）淋巴瘤，好发于胃肠道、眼眶内、腮腺、甲状腺、肺等部位。对于早期胃 MALT 淋巴瘤采用放疗不仅可以保留胃功能，且可取得与手术治疗相同疗效，90％以上的患者通过放射治疗生存率可超过 5 年。弥漫大 B 细胞淋巴瘤是成人淋巴瘤中最常见的一种类型，在临床表现、组织形态和预后等多方面具有异质性。可表现为淋巴结进行性增大，病程为侵袭性。若 B 细胞分化抗原为阳性，可以考虑使用美罗华，即使是美罗华联合化疗完全缓解，采用局部放疗仍能进一步提高生存率，预防复发，是目前标准治疗方案。

某些特殊类型侵袭性非霍奇金淋巴瘤，如鼻腔 NK/T 细胞淋巴瘤，临床症状为鼻塞、鼻衄等，易侵及同侧上颌窦、筛窦和鼻咽等。对传统化疗较不敏感，早期患者放疗是主要治疗手段，局部控制率可达 90％以上，可以取得比较好的治疗效果。

（梁世雄）

84－5. 恶性淋巴瘤放疗会有什么不良反应

常见的全身反应有恶心呕吐、食欲不振,疲乏等,一般都不十分严重,多是因放疗后导致胃肠功能紊乱所致,也有的是因为放疗范围太大,加上患者精神紧张、忧虑、疼痛等都会加重这些反应。放疗过程中少数患者会出现发热,部分患者可出现外周血白细胞下降。

不同部位的恶性淋巴瘤还会产生放疗的局部反应,头颈部淋巴瘤放疗患者早期即出现口干表现。正常人的唾液由腮腺、颌下腺、舌下腺,尤其是腮腺分泌的,可以保持口腔湿润,帮助食物的消化,而患头颈部恶性肿瘤的患者在接受放射治疗时,上述腺体大都在放射野内。在接受了高剂量的放疗后,正常腺体的腺细胞不能分泌足够的唾液,唾液变得少而黏稠,故患者会觉得口干。这种情况在放疗中便开始出现并可能伴随终身。此外,还有口腔黏膜水肿、口腔溃疡、咽痛、味觉障碍,放射性皮炎等。

纵隔和肺部淋巴瘤的患者照射胸部,进食时会出现下咽疼痛,这一般多为暂时现象。此外还有患者出现放射性气管炎和放射性肺炎,表现为咳嗽、气急、胸闷等症状,急性放射性肺炎一般出现在照射开始后 1～3 个月,较严重者可能出现呼吸窘迫导致死亡。照射导致的心脏损害包括心律不齐、心肌梗死、心肌炎、冠心病和心包炎等。

盆腔和腹股沟淋巴瘤患者照射时可能产生放射性肠炎和膀胱炎,患者感到腹部不适、腹痛、腹泻、尿频尿急等不适,这是由于肠道黏膜被放射线损伤,出现充血、水肿。腹股沟区照射还有可能出现下肢淋巴回流障碍,引起下肢水肿。

（梁世雄）

84－6. 恶性淋巴瘤放疗期间要注意什么

放疗期间要戒烟,戒酒,多休息,不要熬夜。定位时医生在患者身上画的红色标志线是以后制定放疗计划及摆位放疗的参考,每天要自查,特别是在腰间和背部的记号线. 如果不清楚要找到医生重新描。

放疗期间及放疗后一段时间内不建议户外运动,特别是胸部放疗的患者. 也不要外出旅游,注意保暖,预防感冒,不要去人多的地方。患者要多饮水,以利代谢物的排泄。胃口不好的应精心烹调食物,少食多餐,吃易消化的食物,不要吃过甜、辛辣油腻和气味不正的食物,宜吃咸味的点心和食物。可服用维生素 B_6 及助消化药和开胃药,也可选择食用开胃食品山楂等。

白细胞下降明显者,其抵抗力明显下降,易合并细菌、病毒感染,应注意预防。有血小板减少者,应注意有无出血向,防止各种损伤,预防出血的发生。发生出血时,应积极应用止血药物。对于血象下降严重者,应停止放疗,及时纠正。

头颈部患者放疗前一定要做口腔护理,去除金属牙冠,拔出龋齿、残根等,多注意口腔卫生,饭后要漱口和刷牙,牙膏可选用些含氟牙膏。

（梁世雄）

84 - 7. 恶性淋巴瘤放疗后需要注意什么

保持良好的心态及健康的生活方式,避免熬夜。定期随访,前 2 年内,每 3 月复诊 1 次,有症状及时就诊。3～5 年期间每半年复诊 1 次,5 年后每年复诊 1 次。

头颈部淋巴瘤患者放疗后继续保持口腔卫生,建议使用含氟牙膏,勤练张口,放疗后 2 年内应尽量避免行拔牙等口腔手术,以避免手术创伤所致放射性骨坏死的发生。若非行手术不可,可到专科医院就诊。放疗后应保持生活规律性、增强体质以尽量避免上呼吸道感染,从而避免上呼吸道感染所致黏膜下毛细血管的扩张和鼻咽、鼻腔等部位的大出血。饮食方面做到均衡饮食,没有特殊忌口,但建议少食辛辣刺激食物。胸部放疗患者进食忌冷、硬、团块样食物。

有些患者放疗后照射区的皮肤瘙痒,好发于颈部、腋下及腹股沟等皮肤薄嫩和多皱褶的部位。不能挠抓,以免加重局部皮肤的损伤,可用手掌轻轻拍打局部皮肤。在此期间患者应将放射野内皮肤暴露、透气并保持干燥,忌用凡士林软膏或湿敷。放射野内皮肤尽量减少涂抹肥皂和用力搓擦。

放疗结束 3 个月以后出现的不良反应属于远期并发症,如颅内淋巴瘤放疗所致的放射性脑坏死、胸部淋巴瘤放疗所致的放射性肺炎肺纤维化、腹部淋巴瘤放疗所致的胃肠出血和穿孔,以及盆腔淋巴瘤放疗所致的膀胱挛缩等。放疗后应进行观察和积极治疗放疗不良反应和后遗症,还可以应用免疫治疗和中医中药治疗,提高机体免疫功能,防止疾病复发。

（梁世雄）

85. 骨转移瘤放疗及防治常见问题

85 - 1. 骨转移瘤有哪些临床症状

大多数骨转移瘤在一定时期内没有任何症状,同位素骨扫描可发现有病变的骨骼，随着病情的进展才逐渐出现疼痛。骨转移症状与肿瘤转移的部位、数量有关，骨转移瘤最常见临床表现是疼痛，局部疼痛的程度从钝痛到深部难以忍受的剧痛，难以缓解，在活动和负重时常常加重。肋骨转移造成的胸痛，多表现为胸壁部位局限的、有明确压痛点的疼痛。脊椎转移造成后背部正中或病变部位疼痛，而四肢或躯干的骨转移造成该部位的局限性疼痛。骨转移并不是威胁生命的直接原因，但肿瘤转移到机体承重骨如颈椎、腰椎、胸椎等部位则可造成瘫痪的严重后果。骨转移疼痛的原因首先是转移瘤直接侵犯骨膜组织，这时疼痛位置就是肿瘤位置，其次是转移瘤压迫神经引起神经营养缺乏、坏死，这时疼痛位置为该神经所支配区域。

病理性骨折是骨转移的常见且严重的合并症，以四肢、骨盆、椎体等承重骨多见，特别是股骨的转移瘤。其他常见的临床症状包括病理性骨折、高钙血症、神经压迫症状，晚期可能出现精神不振、消瘦、乏力、贫血和低热等恶性肿瘤晚期表现。

骨转移瘤好发于脊柱、骨盆和上下肢骨靠近关节端。脊柱是转移瘤发生率最高的部位，常以疼痛为主要症状，一旦发生脊髓和神经根压迫将出现四肢麻木、疼痛、肌肉无力、行走困难、甚至出现大小便功能障碍。

（马秀梅）

85‑2. 骨转移瘤有哪些治疗方法

骨转移瘤的治疗方法有全身治疗和局部治疗，全身治疗包括放射性核素治疗、化疗和内分泌治疗、骨吸收抑制剂等；局部治疗包括手术和放疗。

放射性核素治疗为一种姑息治疗，静脉注入治疗用亲骨性放射性药物后，在骨转移病灶或骨肿瘤部位出现较高的浓集。利用放射性药物发射的 β 射线对病灶进行照射，达到缓解疼痛、杀伤肿瘤细胞和提高生活质量的目的。国内常用的放射性药物包括 ^{89}Sr（锶‑89）和 ^{153}Sm‑EDTMP（^{153}钐‑乙二胺四甲撑膦酸）。化疗主要根据原发肿瘤的生物学特征进行，如乳腺癌、小细胞肺癌和生殖细胞肿瘤等所致的骨转移化疗有效，内分泌治疗对乳腺癌和前列腺癌等肿瘤发生的骨转移有效。骨吸收抑制剂如二膦酸盐和降钙素等在骨转移瘤治疗中起到一定作用。

手术治疗在骨转移瘤的综合治疗中占有特殊的地位，特别是对肢体骨转移引起的病理性骨折、脊柱骨转移引起的脊柱不稳、脊髓压迫和疼痛都有确切的疗效。

放射治疗对缓解骨转移瘤引起的疼痛，减少病理性骨折的发生及减轻肿瘤对脊髓的压迫等有明显的疗效。可明显改善骨转移瘤患者的生存质量，但对延长生存期作用不大。放疗的适应证包括：患者无法耐受手术,预期生存期短于12 个月;目前病理性骨折风险较低的患者;脊柱病变无明显脊柱不稳和神经症状;骨盆肿瘤未累及髋臼,无明显功能障碍者;放疗敏感肿瘤;转移灶局部切除术后预防复发。放疗根据不同的部位采取三维适形放疗、调强适形放疗或立体定向外科放疗。

（马秀梅）

85‐3. 骨转移瘤放疗效果怎么样

放射治疗是治疗骨转移瘤的重要方法之一。病灶集中的骨转移瘤患者首选放射治疗。放射治疗可以使病灶处胶原蛋白合成增加,成骨细胞活性增加而形成新骨,溶骨病变发生再钙化,从而抑制骨质破坏的发生。因此局部骨转移通过放疗可以有效缓解疼痛,抑制肿瘤细胞的浸润,破坏局部的造血环境,使骨质结构改变,骨髓被脂肪取代,不利于肿瘤细胞生长。还能延长生存期,预防骨折和脊髓压迫的发生,改善患者的生活质量。

骨转移放疗的最佳总剂量及分割方式暂无定论,最常见的姑息性治疗方案是一次性完成 8 戈的外照射,即单次大分割照射,或是采用多次分割照射方式。临床中生存预期长于 6 个月的病例,推荐给予 10 次 30 戈或 20 次 40 戈的较高总剂量多次分割照射,其并发症少、疼痛缓解好、稳定时间长。有些患者判定生存期长且骨转移为单发者,应给予更高甚至是接近根治剂量的总量照射。放射治疗的疼痛缓解率约为 80%～90%,其中 50% 以上的患者疼痛缓解可维持 6 个月以上。

立体定向外科放疗对脊柱肿瘤的治疗是安全有效,进行脊髓内转移瘤和椎骨转移靠近或压迫脊髓肿瘤的治疗能提高局控率。同时患者的耐受性好,疼痛症状缓解明显,可显著提高患者的生活质量,降低并发症的发生。

（马秀梅）

85‐4. 骨转移瘤放疗会有什么不良反应

在放疗初期部分患者会感觉疼痛反而加重,这是由于受照射的局部组织可能会出现放射性损伤。主要呈现的是一种炎症反应的过程,局部组织会出现充血、水肿、炎性组织积聚以及血管扩张等现象,从而可能会引起放疗部位疼痛。以后放射性损伤会自行消退,这种疼痛也会逐步减轻直至消失。但如果放疗期间有明显疼痛加剧,应当警惕病灶恶化,或照射野外的肿瘤生长或病理性骨折等问题的发生。

　　椎体转移瘤放疗的不良反应主要为放射性脊髓病变，可能的机制为：①放射线对脊髓组织的直接损伤；②脊髓供血血管受损引起继发性的脊髓损害；③静脉内皮损伤，导致静脉闭塞，结果使局部渗出、出血坏死；④机体对放射损伤产生变态反应，因脊髓出现过敏性脱髓鞘改变及细胞团块样坏死，临床常表现为一侧或双侧下肢感觉障碍如肢体麻木、刺痛、触电感、烧灼感、乏力等，以后逐渐进展出现运动障碍，脊髓半切损害或完全性横贯性损害。只要控制好放疗剂量，这种并发症是非常罕见的。

　　根据骨转移放疗部位还会出现相应的局部不良反应，比如肋骨转移可能出现照射部位皮肤损伤、放射性肺炎等；颅骨转移可能出现局部水肿、脱发等；鼻咽癌患者较容易发生颅底骨侵犯，放疗中可能会出现头痛加重、恶心、呕吐等不适；盆腔骨转移可能出现放射性肠炎、膀胱炎等；靠近关节部位的骨转移可能出现关节肿胀、活动障碍；儿童和青少年放疗可能影响骨骼的生长发育；多处骨转移照射范围大可能产生骨髓抑制，白细胞下降和免疫力低下等。

（马秀梅）

85 - 5. 骨转移瘤放疗期间要注意什么

　　放疗前应当尽可能地了解骨转移瘤放疗的作用、可能出现的不良反应、治疗中的注意事项以及治疗后可能出现的并发症，对放疗过程有一个完整的概念，这样才能积极配合治疗。骨转移的患者容易发生病理性骨折，所以放疗期间要注意安全，预防骨折。平时注意要避免剧烈活动，起床要慢，防止摔倒、坠床等意外。走路时要小心，防止被撞倒。疼痛部位动作要缓慢或者是制动。

　　椎体转移的患者建议睡硬板床；腰椎破坏明显的患者建议戴腰托；颈椎转移者必要时也可以戴颈托；骨关节转移的患者要限制关节活动；下肢等受力部位骨转移的患者要尽量减少站立、下蹲动作的时间。

　　如果治疗初期疼痛加重，不要恐惧和紧张，告知医生，可以用一些减轻放疗引起的肿瘤水肿的药物和止痛药。有的患者因疼痛明显，多采取卧床休息，要避免长期卧床，如病情允许尽可能半卧位，患者加强深呼吸及咳嗽咳痰。如果骨转移的肢体位于功能位，鼓励健侧肢体做力所能及的活动，提高生活自理能力，防止失用性萎缩。饮食方面要加强营养，多吃易消化、营养丰富的食物，注意饮食卫生，多饮水。保持照射区皮肤清洁干燥，忌用刺激性化学品，穿着宽大、棉质内衣内裤。放疗中应避免刺激和摩擦皮肤，防止感染。此外，多发骨转移或骨盆骨转移的患者在放疗期间可能引起骨髓抑制，影响造血功能，所以要按照医生的要求定期检查外周血常规，出现白细胞下降时及时给予升白细胞的药物。

（马秀梅）

85-6. 骨转移瘤放疗后需要注意什么

大部分骨转移瘤治疗可以达到止痛、控制及降低肿瘤负荷的姑息治疗的效果。治疗后注意定期复查，包括影像学检查、肿瘤标记物检查、原发肿瘤的情况、血常规和肝肾功能等一般的实验室检查等。如果检查指标有异常，及时就医进行治疗。对于下肢、骨盆和脊椎等承重骨的骨转移，放疗不仅能止痛，还能预防病理性骨折的发生。放疗后要注意观察疗效，一旦出现疼痛未缓解或加重等情况，应尽早采取手术等其他治疗措施，预防和治疗病理性骨折，特别是脊椎转移的患者尽早解除脊髓压迫，避免截瘫等严重并发症的发生。

患者一旦发生骨转移，说明肿瘤已经到了相对比较晚的分期，所以放疗后仍需积极地进行原发肿瘤的治疗。比如乳腺癌治疗后生存期比较长，发生骨转移的概率高，当出现骨转移给予局部放疗后，还要根据情况后续采用化疗、内分泌治疗、抗肿瘤靶向药物等综合治疗，仍然可以延长生存期，可以达到比较好的疗效。对于一些其他部位控制得比较好的骨转移瘤患者，放疗控制肿瘤一段时间后有可能会出现局部疼痛复发现象，可以根据患者的具体情况再次进行放疗。

（马秀梅）

CHAPTER THREE

微辞典

一、常用药物指南

以下为放疗期间及康复过程中临床常用的辅助药物，以帮助患者减轻不良反应、提高疗效。本书略作简介，以备读者查阅，实际运用请遵医嘱。

1. 重组人粒细胞刺激因子注射液

商品名：惠尔血、瑞白、吉粒芬、特尔津等。

主要成分：重组人粒细胞刺激因子。

功能主治：用于肿瘤放疗等导致的白细胞、中性粒细胞减少，特别是肿瘤放疗联合使用骨髓抑制性化疗药物时。

用法用量：中性粒细胞数下降者，每日 1 次皮下或静脉注射给药。中性粒细胞数回升后，停止给药。

注意事项：使用本品过程中应定期每周监测血象 2 次，特别是中性粒细胞数目变化的情况；长期使用本品的安全有效性尚未建立，曾有报导可见脾脏增大；本品临床试验发生过敏反应少见(发生率＜1/4000)；严禁冰冻。

2. 聚乙二醇化重组人粒细胞刺激因子注射液

商品名：新瑞白、津优力等。

主要成分：聚乙二醇化重组人粒细胞刺激因子。

功能主治：用于肿瘤患者在接受会发生发热性中性粒细胞减少的抑制骨髓的抗肿瘤治疗时，使用本品可降低发热性中性粒细胞减少引起的感染发生率。

用法用量：皮下注射本品，推荐的使用剂量为每千克体重 100 毫克，每个化疗周期注射 1 次。

注意事项：使用过程中应注意血常规的监测，特别是中性粒细胞计数的变化情况；请勿在使用细胞毒性化疗药物前 14 天到化疗后 24 小时内注射；如使用过程中出现过敏症状或疑似过敏症状，需对症治疗，如重复使用后过敏症状仍出现，建议不再使用。

3. 重组人白介素-11注射液

商品名：巨和粒、吉巨芬等。

主要成分：重组人白介素-11。

功能主治：用于实体瘤和白血病放、化疗后血小板减少症的预防和治疗及其他原因引起的血小板减少症的治疗。

用法用量：皮下注射，推荐的使用剂量为每千克体重 25～50 微克，每日 1 次，疗程一般为 7～14 天。

注意事项：使用本品过程中应定期检查血象，注意血小板数值的变化，血小板升至 100×10^9/升时应及时停药。器质性心脏病患者慎用。使用期间应注意毛细血管渗漏综合征的监测，如体重增加、浮肿、浆膜腔积液等。

4. 重组人血小板生成素注射液

商品名：特比澳。

主要成分：重组人血小板生成素。

功能主治：用于治疗实体瘤放、化疗后所致的血小板减少症，适用于血小板低于 50×10^9/升且医生认为有必要升高血小板治疗的患者。

用法用量：皮下注射本品，剂量为每日每千克体重 300 单位，每日 1 次，连续应用 14 天；用药过程中待血小板计数恢复至 100×10^9/升以上，或血小板计数绝对值升高≥50×10^9/升时即应停用。

注意事项：使用本品过程中应定期检查血象，注意血小板数值的变化，达到指标时应及时停药。过量应用或常规应用于特异体质者可造成血小板过度升高，必须在有经验的临床医师指导下使用。

5. 利可君片

商品名：利可君。

主要成分：2-(α-苯基-α-乙氧羰基-甲基)噻唑烷-4-羧酸。

功能主治：用于预防和治疗肿瘤放、化疗引起的白细胞减少症和血小板减少症。

用法用量： 口服 1 次 1 片(20 毫克)；每日 3 次或遵医嘱。

注意事项： 本品性状发生改变后，禁止使用。

6. 鲨肝醇片

商品名： 鲨肝醇。

主要成分： 3 -(十八烷氧基)- 1，2 -丙二醇。

功能主治： 促进白细胞增生，用于各种原因引起的粒细胞减少。

用法用量： 口服，成人每日 50～150 毫克，分 3 次服用；儿童每千克体重 1～2 毫克，每日 3 次，30～45 日为一疗程。成人预防剂量：每次 25 毫克，每日 2 次。

注意事项： 用药期间定期检查白细胞。

7. 复方皂矾丸

商品名： 复方皂矾丸。

主要成分： 皂矾、西洋参、海马、肉桂、大枣(去核)、核桃仁。

功能主治： 用于再生障碍性贫血，白细胞减少症，血小板减少症，骨髓增生异常综合征及放疗和化疗引起的骨髓损伤、血细胞减少。

用法用量： 口服，一次 7～9 丸，每日 3 次，饭后即服。

注意事项： 用药期间定期检查血常规。

8. 甘露醇注射液

商品名： 甘露醇注射液。

主要成分： D-甘露糖醇。

功能主治： 用于治疗脑原发或继发恶性肿瘤和/或脑、脊髓放疗引起的脑、脊髓水肿，降低颅内压，防止脑疝。

用法用量： 按每千克体重 1～2 克或按体表面积每平方米 30～60 克，以 15％～20％浓度溶液，于 30～60 分钟内静脉滴注。患者衰弱时剂量减至每千克体重 0.5 克。

注意事项： 甘露醇遇冷易结晶，故应用前应仔细检查，如有结晶，可置热水中或用力振荡待结晶完全溶解后再使用。当甘露醇浓度高于 15％时，应使用有过滤器的输液器。根据病情选择合适的浓度，避免不必要地使用高浓度和大剂量。

9. 奥美拉唑胶囊

商品名：洛赛克、奥克等。

主要成分：奥美拉唑。

功能主治：用于治疗十二指肠溃疡、胃溃疡和反流性食管炎；用于胃食管反流病的烧心感和反流的对症治疗；溃疡样症状的对症治疗及酸相关性消化不良。

用法用量：口服，不可咀嚼，一次 20 毫克(每次 1 粒)，每日 1～2 次。每日晨起吞服或早晚各一次。

注意事项：肝肾功能不全者慎用；本品服用时注意不要嚼碎，以免药物在胃内过早释放而影响疗效。

10. 谷胱甘肽注射液

商品名：泰特、阿拓莫兰等。

主要成分：还原型谷胱甘肽。

功能主治：肝损伤，如病毒性肝病、药物性肝病、中毒性肝损伤、脂肪肝、肝硬化等；肾损伤，如急性药物性肾损伤、尿毒症；化放疗保护。

用法用量：静脉注射或肌内注射给药。用于放疗辅助用药，照射后给药，剂量按体表面积每平方米 1.5 克，或遵医嘱。

注意事项：注射前必须完全溶解，外观澄清、无色。如在用药过程中出现皮疹、面色苍白、血压下降、脉搏异常等症状，应立即停药。肌内注射仅限于需要此途径给药使用，并避免同一部位反复注射。

11. 多烯磷脂酰胆碱胶囊

商品名：易善复。

主要成分：多烯磷脂酰胆碱。

功能主治：辅助改善中毒性肝损伤(如药物、毒物、化学物质和酒精引起的肝损伤等)以及脂肪肝和肝炎患者的食欲不振、右上腹压迫感,预防和缓解放疗引起的肝功能损伤。

用法用量:口服,每日 3 次,每粒 2 粒。需随餐服用,用足够量的液体整粒吞服,不能咀嚼。

注意事项:由于含有大豆油成分,本品可能会导致严重的过敏反应。使用本品时,必须同时避免有害物质(如酒精等)的摄入,以预防出现更严重的损害。

12. 甘草酸二铵胶囊

商品名:天晴甘平、甘利欣等。

主要成分:甘草酸二铵。

功能主治:用于伴有丙氨酸氨基转移酶升高的急、慢性肝炎的治疗,预防和缓解放疗引起的肝功能损伤。

用法用量:口服,每次 150 毫克(每次 3 粒),每日 3 次。

注意事项:治疗过程中应定期检测血压、血清钾、钠浓度,如出现高血压、血钠潴留、低钾血等情况应停药或适当减量。

13. 甘氨双唑钠注射液

商品名:希美纳。

主要成分:甘氨双唑钠。

功能主治:放射增敏药,适用于接受头颈部肿瘤、食管癌、肺癌等实体肿瘤放射治疗的患者。

用法用量:静脉滴注。按体表面积每平方米每次 800 毫克,放疗前加入到 100 毫升生理盐水中,30 分钟内滴完。给药后 60 分钟内进行放射治疗。建议于放疗期间按隔日 1 次,每周 3 次用药。

注意事项:本品必须伴随放射治疗使用,单独使用本品无抗癌作用;在使用本品时若发生过敏反应,应立即停止给药并采取适当的措施;使用本品时应注意监测肝功能和心电图变化,特别是肝功能、心脏功能异常者。

14. 注射用氨磷汀

商品名：阿米福汀。

主要成分：氨磷汀。

功能主治：本品为正常细胞保护剂，主要用于各种癌症的辅助治疗；放疗前应用本品可显著减少口腔干燥和黏膜炎的发生。

用法用量：对于放疗患者，本品起始剂量为按体表面积每平方米一次 200～300 毫克，溶于 0.9％氯化钠注射液 50 毫升中，在放疗开始前 15 分钟静脉滴注，15 分钟滴完。

注意事项：由于用药时可能引起短暂的低血压反应，故注意采用平卧位；本品只有在放化疗前即刻使用才显示出有效的保护作用，而在放化疗前或后数小时应用则无保护作用。

15. 三乙醇胺乳膏

商品名：比亚芬。

主要成分：三乙醇胺。

功能主治：改善放射治疗引发的继发性红斑，Ⅰ度、Ⅱ度烧伤和尚未感染的皮肤创伤。

用法用量：放疗引起的皮肤损伤，一般每日敷用 2～3 次，每次敷用间隔相等，轻轻按摩以使皮肤吸收。

注意事项：本品不能作为防晒霜使用。

16. 替莫唑胺胶囊

商品名：泰道、蒂清等。

主要成分：替莫唑胺。

功能主治：新诊断的多形性胶质母细胞瘤，开始先与放疗联合治疗，随后作为辅助治疗。

用法用量：口服本品，每日剂量为按体表面积每平方米 75 毫克，共 42 天，同时接受放疗 60 戈/30 次。随后接受 6 个周期的本品辅助治疗。

注意事项：有可能出现骨髓抑制，给药前患者必须进行中性粒细胞及血小板数检查；肝、肾机能损伤患者慎用；服用的男性患者应采取有效的避孕措施。

17. 氟尿嘧啶注射液

商品名：氟尿嘧啶注射液。

主要成分：氟尿嘧啶。

功能主治：本品可用于头颈部恶性肿瘤、消化道等恶性肿瘤的放射联合用药或化疗。

用法用量：静脉滴注，放疗中每周给予氟尿嘧啶按体表面积每平方米 225 毫克，连续 5～7 天，或同步联合其他治疗方案。

注意事项：当伴发水痘或带状疱疹时禁用本品。肝功能明显异常、白细胞、血小板低下者、感染、出血或发热、明显胃肠道梗阻、老年等患者慎用；治疗前及疗程中应定期检查血常规；密切监测和保护脏器功能；不宜饮酒或同用阿司匹林类药物，以减少消化道出血的可能。

18. 卡培他滨片

商品名：希罗达、首辅、卓仑等。

主要成分：卡培他滨。

功能主治：本品可用于头颈部恶性肿瘤、消化道、乳腺等恶性肿瘤的放射联合用药或化疗。

用法用量：口服给药，放疗中给予卡培他滨每次按体表面积每平方米 825 毫克，每日 2 次，每周 5 天，或同步联合其他治疗方案。

注意事项：需限制剂量的毒性包括：腹泻、腹痛、恶心、胃炎及手足综合征。近半数接受本品治疗者会诱发腹泻，对发生脱水的严重腹泻者应严密监测并给予补液治疗。几乎近一半使用本品的患者发生手足综合征，但多为 1—2 级。

19. 替吉奥胶囊

商品名：爱斯万、维康达、苏立、艾奕等。

主要成分：替加氟、吉美嘧啶及奥替拉西。

功能主治：本品可用于胃癌等恶性肿瘤的放射联合用药或化疗。

用法用量：口服给药，放疗中给予替吉奥每次 2～3 片，每日 2 次，每周 5 天，或同步联合其他治疗方案。

注意事项：有骨髓抑制、肾功能异常、肝功能异常、感染、间质性肺炎、心脏病、消化道溃疡或出血、老年患者慎用。用药前和用药期间定期检查血常规。

20. 顺铂注射液

商品名：注射用顺铂、顺铂注射液等。

主要成分：顺铂。

功能主治：本品为治疗头颈部、食管、肺、宫颈等多种实体瘤的一线用药及放疗增敏剂。

用法用量：静脉滴注，放疗中给予顺铂按体表面积每平方米 100 毫克，每 3 周 1 次，或按体表面积每平方米 40 毫克，每周 1 次，或同步联合其他治疗方案。

注意事项：监测外周血象、肝肾功能、末梢神经毒及听力表现等变化，必要时减少剂量或停药，并进行相应的治疗，避免采用与本品肾毒性或耳毒性叠加的药物，如氨基糖苷类抗生素。

二、放疗相关设备

以下简单介绍临床中常用的放射治疗相关设备，以供读者了解并配合治疗。

1. 深部 X 线治疗机

主要构成：X 线管、高压发生器、三维移动机架、计算机控制系统。

临床特点：所产生的 X 线能量较低，穿透力较差，皮肤表面剂量高。

临床应用：适用于治疗较表浅的肿瘤如颈淋巴结转移、皮肤癌等。

注意事项：所产生 X 线的质与电压有关。产生的 X 线有从零到最大值的一系列能量，其低能量部分 X 线毫无治疗价值，用于接触治疗、浅层治疗和深部治疗等用途时可调节电压变换能量。

2. 钴-60 治疗机

主要构成：密封的钴-60 放射源、源容器及防护机头、遮线器、准直器、旋转机架、治疗床、计时器及运动控制系统、辐射安全及连锁系统。

临床特点：用放射性钴-60 作为放射源，产生 γ 射线，穿透力较深部 X 线强，皮肤剂量低，皮肤反应轻，深部组织剂量较高，骨损伤比 X 线低，且较稳定，质量可靠。

临床应用：适合于大部分肿瘤，但对某些较深部位的肿瘤剂量分布尚不够理想。

注意事项：存在投射半影较大和定时更换钴-60 源的问题。

3. 医用电子直线加速器

主要构成：电子枪、微波功率源、波导管、DC 直流电源、真空系统、伺服系统、偏转系统、剂量监测系统、旋转机架、治疗机头、治疗床。

　　临床特点：既可产生 X 线，又可产生电子线，可满足临床需要，目前在临床放射治疗中占主导地位。

　　临床应用：可以根据肿瘤所在位置的深浅，选择能量及穿透深度适宜的射线。适用于全身各部位肿瘤的常规放射治疗。

　　注意事项：高能 X 线可替代钴 - 60，且操作方便、剂量率高、能量可调控，克服了钴 - 60 治疗机半影大、半衰期短和放射防护方面的缺点。无需永久放射源，不加高压时无射线产生。

4. 近距离后装治疗机

　　主要构成：放射源(铱 - 192 等)、专用控制微机系统、步进电机、储源器、紧急回源结构、计时器、治疗计划系统、操作系统。

　　临床特点：将放射源施源器放置于人体管腔内瘤体表面或用针插植到瘤体内，通过计算机控制系统，使放射源直接在瘤体表面或瘤体内进行放疗，可实现很高的剂量适形度。

　　临床应用：常用于腔内肿瘤或较大的实体肿瘤的治疗，常用于外照射的补充治疗；包括腔内、管内、组织间照射、术中照射及模照射。

　　注意事项：对于肿瘤的位置不容易接触到或肿瘤体积过大，很难达到对治疗区域进行理想照射的病例，近距离治疗可与其他治疗方式相结合，如外照射放疗和/或手术。

5. 医用质子加速器

　　主要构成：离子源、加速器、能量选择系统、旋转机架、治疗头、治疗控制系统、治疗安全系统、定位准直系统、治疗计划系统、剂量验证系统。

　　临床特点：质子治疗具有穿透性能强、剂量分布好、局部剂量高、旁散射少、半影小等特点，尤其具有特殊的保护后方正常组织的特点。

　　临床应用：适用于多种恶性肿瘤的放射治疗以及部分良性疾病，尤其适用于眼部肿瘤的治疗、中枢神经系统及儿童肿瘤的治疗、较大体积的深部肿瘤的治疗和对常规辐射敏感性差的肿瘤治疗等。

　　注意事项：该设备昂贵，技术要求高，患者治疗费用昂贵；是一种局部治疗手段。

6. 医用重离子加速器

主要构成：离子源、加速器、束流传输系统、治疗头、治疗系统等。

临床特点：与光子放疗相比，重离子具有和质子射线相似的物理学特性和生物学效应，能够提供更好的物理剂量分布以及更高的生物学效应，从而达到更高的局部控制率和更低的不良反应。

临床应用：适用于对常规放疗不够敏感的肿瘤；头颈部恶性肿瘤、肺癌、前列腺癌、肝癌、胰腺癌、直肠癌、妇科肿瘤、盆腔复发肿瘤、脊索瘤、软骨肉瘤等软组织恶性肿瘤等的放疗。

注意事项：该设备相当昂贵，技术要求非常高，患者治疗费用昂贵；是一种局部治疗手段，对正常组织损伤的风险也更高，需要严格掌握适应证。

7. 伽马刀

主要构成：数十上百个钴-60放射源、准直器、治疗床、立体定位框架、立体定位系统、三维计划系统、治疗控制系统等。

临床特点：伽马刀是将钴-60发出的伽马射线几何聚焦，集中射于病灶，一次性、致死性地摧毁靶点内的组织，而射线对人体正常组织几乎无伤害。

临床应用：头部伽马刀适用于小的颅内肿瘤、颅内动静脉畸形、海绵状血管瘤、功能神经外科疾病、颈及以上节段脊髓肿瘤、头颈部部分颅外肿瘤。体部伽马刀可用于治疗全身各种小的肿瘤。

注意事项：伽马刀是一种高度聚焦的立体定向放射治疗设备，是一种局部治疗手段，但不能替代手术刀。

8. 光子刀/X刀

主要构成：高精度立体定向系统、直线加速器、准直器等。

临床特点：利用直线加速器产生的高能X线，通过采用高精度立体定位，三维治疗计划和非共面多轨迹等中心旋转照射等技术相结合，实现多野、多集束照射病变，集中照射肿瘤，使肿瘤病灶受到致死性高剂量照射，而周围正常组织受量很小。

临床应用：适用于小的颅内恶性肿瘤或肺癌等体部恶性肿瘤。

注意事项：光子刀是一种放射治疗设备，治疗肿瘤体积较小、定位精度要求很高，它可以通过立体定向放疗专用直线加速器或通用性直线加速器实现。

9. 射波刀/赛博刀

主要构成：直线加速器、精确机器手臂系统、病患自动定位床及控制系统、对角 X 光立体成像设备、体部同步追踪系统、二级准直器等。

临床特点：在智能影像引导下，利用机器人手臂将多束高能射线精确、无创地聚焦在病变区，造成非常高剂量照射，而邻近正常组织得以保护，不受明显损害。

临床应用：适用于小的颅内良恶性肿瘤，肺癌、肝癌等体部恶性肿瘤，三叉神经痛，脑动静脉畸形等。

注意事项：射波刀是放射性杀伤治疗设备，是一种局部治疗手段，单次治疗时间较长。

10. 托姆刀

主要构成：6MV 直线加速器、螺旋 CT 滑环机架、计算机断层影像导航等。

临床特点：将直线加速器与螺旋 CT 完美结合，集调强放疗（IMRT）、影像引导放疗（IGRT）、剂量引导放疗（DGRT）于一体，在 CT 引导下 360 度聚焦断层照射肿瘤，对恶性肿瘤进行高效、精确、安全的治疗。可以一次完成全中枢照射，全骨髓照射和多个靶区的同时放疗。

临床应用：适用于头颈部恶性肿瘤、颅内良恶性肿瘤、胸部、腹部、盆腔恶性肿瘤、皮肤和软组织恶性肿瘤等放射治疗。

注意事项：托姆刀是放射性 6MV X 线治疗设备，是一种局部治疗手段。

11. 速锋刀

主要构成：直线加速器、高精度的多叶光栅、高级成像定位技术等。

临床特点：拥有 2.5 毫米高精度多叶准直器、配备六维治疗床、针对颅脑疾病立体定向治疗的技术、新一代影像引导技术等。

临床应用：适用于头颈部恶性肿瘤，颅内良恶性肿瘤，胸部、腹部、盆腔恶性肿瘤等。

注意事项：速锋刀是放射性治疗设备，适用范围广，涵盖从三维适形到调强治疗及立体定向等各项精确放射治疗。

12. 术中放射治疗机

主要构成：主要有移动式术中放疗专用加速器和常规直线加速器，需配备专用限光筒。

临床特点：术中放疗是在手术中对瘤床、残留肿瘤、淋巴引流区或原发肿瘤直接进行一次大剂量照射，同时保护了周围正常组织，从而提高局部控制率和生存质量。

临床应用：适用于根治性切除肿瘤时，对瘤床及淋巴引流区的预防照射；手术无法切除或残留时；结合外照射技术得到更好的局部控制的。

注意事项：不适用于临床已明确有转移或肿瘤广泛播散者，及不能耐受麻醉、手术和放射治疗的患者。

13. X 线模拟定位机

主要构成：X 线管、X 线发生器、X 线影像增强器系统、机座、机架、准直器、治疗床、控制系统。

临床特点：能模拟放射治疗机的各种几何参数、机械特点，重复治疗机的远动，显示靶区和重要器官的位置、活动，简便易行。

临床应用：用于常规放射治疗的定位。

注意事项：不能满足现代立体定向放射治疗和三维适形放射治疗的定位要求。对肺、骨组织显示较好，对软组织及大部分肿瘤组织显示不清。

14. CT 模拟定位机

主要构成：CT 扫描机、CT 模拟工作站和软件、激光定位仪等。

临床特点：能提供三维 CT 图像，重构治疗部位的三维 CT 图像；在三维 CT 图像上实现类似常规模拟机的肿瘤定位。可将模拟 CT 图像与 CT、MRI、PET

等图像融合,利于靶区范围的确定,能精确计算放疗剂量等。

临床应用：用于三维适形、调强放疗等精度要求高的放射治疗技术的定位。

注意事项：CT 模拟定位机特别适用于形状、位置复杂肿瘤的定位。然而，CT 模拟过程较为复杂,花费人力较大,放疗准备时间相对延长。

三、特色科室

以下医院(科室)的放射治疗技术在沪上乃至全国具有领先优势,并各有侧重点。读者可了解概况,更有目的性地就医。所附公众号为这些科室医患沟通或医学科普平台,读者可进一步阅读相关知识或进行更有针对性的沟通。

1. 复旦大学附属肿瘤医院放疗中心

复旦大学附属肿瘤医院放疗中心是国内最早从事肿瘤放疗的单位之一,经 80 余年发展,已成为集医疗、科研、教学为一体的现代放疗学科中心。中心作为 985 重点建设平台、卫生部临床重点学科,是上海市放疗医学中心及放疗质量控制中心挂靠单位,国内唯一的美国放射治疗协作组成员单位。中心配备直线加速器 8 台,术中加速器 1 台,三维后装治疗机 1 台,四维

"复旦大学肿瘤医院放疗中心"微信公众号

CT 及常规模拟机各 2 台,门控装置 4 套,放疗计划系统 13 套,小动物放疗平台 1 套。放疗网络及信息管理系统完善,常规开展调强放疗、影像引导下放射治疗、立体定向放疗等先进技术。各肿瘤科专科病种的治疗和研究均居全国领先地位。

2. 复旦大学附属中山医院放疗科

复旦大学附属中山医院放疗科拥有 2 台直线加速器、1 台螺旋断层放疗设备。主要治疗病种为肝癌、肺癌、食管癌、直肠癌、乳腺癌、前列腺癌、鼻咽癌、宫颈癌、胰腺癌、淋巴瘤、骨转移癌、肺转移癌等,其中在早期肝癌、早期肺癌立体定向放疗方面疗效突出。肝癌、肺癌、食道癌放疗经验丰富,达到国际领先水平。设有肝癌、肺癌、食管癌、乳腺癌、直肠癌综合治疗亚专科。

3. 复旦大学附属华山医院放疗科（伽马刀医院）

复旦大学附属华山医院 1993 年建立国内首家伽马刀中心；1998 年成立放疗中心，同年在国内率先开展逆向调强放疗和基于 PET/CT/MRI 融合的精确放疗。2007 年成立上海首家射波刀中心。我院目前已建成设备高端、技术雄厚、治疗协同规范的放疗和放射外科体系。每年神经肿瘤放射外科和放疗近 5000 例，是亚洲最大的神经肿瘤放疗中心。

4. 复旦大学附属眼耳鼻喉科医院放疗科

复旦大学附属眼耳鼻喉科医院是全国唯一的三级甲等眼耳鼻喉科医院。放疗科建于 1979 年，以头颈部肿瘤放疗为特色，有多学科治疗专业优势，率先开展听觉器官保护。治疗常见病种有鼻咽癌、喉癌、下咽癌、鼻腔鼻窦肿瘤、扁桃体癌、头颈部恶性淋巴瘤、中耳癌、眼眶肿瘤等。现有进口直线加速器 3 台，进口治疗计划系统 7 套，进口二维、三维模拟机 4 台。相继开展三维适形放疗，调强放疗和图像引导等精确放疗领先技术。

5. 复旦大学附属金山医院放疗科

复旦大学附属金山医院放疗科为上海市金山区卫生系统医学重点学科。科室目前配备 TRILOGY 直线加速器和放疗计划系统、CT 模拟定位机等，开展调强放疗、立体定向放疗技术等先进的肿瘤精确放射治疗技术。开展全身各系统肿瘤的放射治疗、综合治疗等适宜的技术和康复关怀服务。

"疼痛自我管理"
微信公众号

6. 复旦大学附属华东医院放疗科

复旦大学附属华东医院是上海市最早设立肿瘤放射治疗专科的综合性医院之一，现有加速器 2 台。依托我院的干保属性和老年病优势，科室在影像引导精确放疗、适形放疗和立体定向消融放疗等技术应用方面积累了丰富的经验。治疗病种涵盖常见的头颈部肿瘤、胸部肿瘤、消化道肿瘤、泌尿系统肿瘤

"华东医院放疗科"
微信公众号

和妇科肿瘤等，尤其在小肺癌、前列腺癌和脑肿瘤等方面治疗经验丰富。

7. 海军军医大学附属长海医院放疗科

上海长海医院(海军军医大学附属长海医院)放射治疗科是全军和全国较早开展放射治疗工作的单位之一。放疗科现拥有大孔径 16 排 CT、直线加速器、容积旋转调强加速器、G4 射波刀机器人放射外科治疗系统等高端设备。科室医疗特色侧重于胰腺癌、前列腺癌、肺癌的射波刀治疗、肝癌射波刀联合肝动脉插管化疗栓塞治疗、直肠癌调强放疗等方面，其中射波刀治疗病例数在国内外领先。

"长海医院放疗科
患友群小助手"
微信号

8. 海军军医大学附属东方肝胆外科医院放疗科

上海东方肝胆外科医院(海军军医大学附属东方肝胆外科医院)放疗科是全国唯一的以肝胆肿瘤放疗为主的放疗专科，年收治病人约 1200 例，在肝胆胰肿瘤的诊断和综合治疗方面积累了丰富经验，处于国内外领先水平。在肝胆胰肿瘤放疗基础上，已逐步开展头颈，胸，盆腔等部位肿瘤放疗。目前科室可以开展图像引导下的三维适形调强和容积旋转调强治疗，和基于射波刀的立体定向放射治疗，实现对运动肿瘤的精准治疗。并规划在安亭新院安装质子治疗机开展质子线放射治疗。

9. 上海交通大学医学院附属瑞金医院放疗科

上海交通大学医学院附属瑞金医院放射治疗科配有直线加速器 2 台，后装设备和术中放疗设备各 1 台。目前主要开展影像引导下放射治疗、调强放射治疗、立体定向放疗、精确三维适形放疗及后装近距离治疗等。瑞金医院放疗科专业特色全面，开展包括乳腺肿瘤、妇科肿瘤、消化系统肿瘤、血液系统肿瘤、食管癌、肺癌及头颈部肿瘤等在内的放射治疗。每年收治放疗患者 1500 余人次，为患者提供规范、合理、精确的放射治疗。

10. 上海交通大学医学院附属仁济医院放疗科

上海交通大学医学院附属仁济医院放疗科拥有多种先进肿瘤放射治疗设备,如含头部伽马刀、VMAT 加速器、Versa HDT 加速器和螺旋断层放射治疗系统等,可以对恶性肿瘤实施高效、精确的治疗。患者来自全国乃至国外,排列在前位的放疗常见肿瘤种类为肺癌、食管癌、头颈部肿瘤(鼻咽癌)、乳腺癌、胃肠道肿瘤(直肠癌、胃癌)、子宫颈癌、胰腺癌及神经系统肿瘤。本科室目前能为患者提供合理的放射治疗,包括三维适形放射治疗、图像引导调强放射治疗和头部伽马刀治疗。

11. 上海交通大学医学院附属新华医院放疗科

上海交通大学医学院附属新华医院放疗科治疗各种实体肿瘤的放射治疗及综合治疗,尤其是在儿童肿瘤放疗方面在全国处于领先地位。拥有多种世界先进的放疗设备,包括直线加速器、三维后装系统以及各种高端质量保障设备。通过先进设备与优秀医疗人员配置,现已开展包括螺旋断层放疗、立体定向放疗、图像引导放疗、适形调强放疗、三维后装治疗等先进放疗技术,为肿瘤患者提供精准放射治疗。

12. 上海交通大学附属第一人民医院放疗科

上海市第一人民医院(上海交通大学附属第一人民医院)肿瘤放疗科设备先进,现有加速器 3 台,四维 CT 模拟定位机 2 台,常规模拟机 1 台,内照射机 1 台,可开展立体定向放疗、容积旋转调强、适形调强、图像引导等最先进的放射治疗技术。在各种肿瘤的治疗中积累了丰富的经验,尤其擅长鼻咽癌、食管癌、肺癌、妇科肿瘤等肿瘤的放射治疗。

"上海市-精确放疗"微信公众号

13. 上海交通大学医学院附属第九人民医院放疗科

上海交通大学医学院附属第九人民医院放疗科拥有门诊放疗中心及放疗

病房,目前拥有包括速锋刀在内的四台直线加速器,可以完成目前国际上先进的放射治疗技术。该院拥有目前国内领先的颌面肿瘤外科、头颈肿瘤外科及眼眶肿瘤外科,在多学科的团队支持下,放疗科的治疗特色尤其体现在成人和儿童的头颈、颌面肿瘤的综合治疗和放疗技术上。

"上海九院放疗北部"微信公众号

14. 上海交通大学附属胸科医院放疗科

上海市胸科医院(上海交通大学附属胸科医院)放疗科拥有先进的放疗及模拟定位设备,可以开展容积调强、立体定向放疗、三维图像引导和呼吸门控等治疗技术,在肺癌、食管癌、胸腺瘤、各种胸部转移肿瘤等的放疗方面在国内处于领先地位。开展了相关临床及基础研究,包括早期肺癌或转移性肺部结节的立体定向放疗、非小细胞肺癌术后放疗价值、局部晚期非小细胞肺癌最佳时间剂量分割临床研究、加速分割治疗小细胞肺癌的临床研究、食管癌术后放疗的临床研究等。

15. 上海市质子重离子医院

上海市质子重离子医院,暨复旦大学附属肿瘤医院质子重离子中心,是国内第一家、全球少数几家同时拥有质子、重离子放射治疗技术的医疗机构。质子重离子治疗不良反应相对轻微、肿瘤控制率较高,尤为适合部分无法/不愿接受手术治疗、心肺功能不佳或年龄偏大的肿瘤患者。目前医院已开展针对鼻咽癌(初诊/复发)、前列腺癌、胰腺癌、肺癌、颅内颅底肿瘤等各类实体性肿瘤的根治性治疗。

"上海市质子重离子医院"微信公众号

16. 上海市杨浦区市东医院放疗科

上海市杨浦区市东医院放疗科拥有国际先进的高剂量率直线加速器、红宝石追踪多叶光栅、4D 模拟定位 CT、三维治疗计划系统、肿瘤信息管理系统,组合成网络一体化数字控制放疗平台。放疗科为每位患者采用 4D 定位技术,制定"规范化、个性化"治疗方案,开展各种恶性肿瘤的调强适形放疗及立体

"市东健康公益行"微信公众号

定向(X 刀)放射治疗等技术;开展瘢痕疙瘩(增生)等术后放射治疗。

17. 同济大学附属同济医院放疗科

同济大学附属同济医院放疗科拥有直线加速器、CT 模拟定位机、放疗计划系统及 4D 调强验证系统,可以开展 3D 适形放疗、适形调强放疗、影像引导放射治疗等各种先进的治疗。治疗肿瘤类型广泛,尤以妇科肿瘤术后及直肠癌术前放疗见长。

18. 同济大学附属上海市肺科医院放疗科

上海市肺科医院(同济大学附属上海市肺科医院)放疗科是国内唯一专门治疗肺部肿瘤的放疗专科。配备直线加速器(2 台)、CT 模拟定位机等高端设备,日平均放疗患者约 200 人次,是全国大型的肺部肿瘤放疗中心之一。在坚持综合治疗及个体化治疗的同时,广泛应用适形和调强放疗、图像引导放疗、立体定向放疗及呼吸门控技术等现代精确放疗技术。

19. 同济大学附属第十人民医院放疗科

上海市第十人民医院(同济大学附属第十人民医院)放射治疗科拥有一流水平的放疗设备,可以进行各种恶性肿瘤的精准放射治疗,以肿瘤放疗和综合治疗为主攻方向,依托综合性大医院的优势,走肿瘤综合治疗之路,与临床各科室密切配合,擅长乳腺癌、前列腺癌、宫颈癌、头颈部肿瘤、脑恶性肿瘤的放射治疗和综合治疗,以及各种复发转移肿瘤的姑息治疗等。放疗科在提高放射治疗技术同时,注重患者的人文关怀,开展"希望之路"系列患者教育活动,并和上海大学音乐学院联合举办"音乐治疗"项目,加强患者的心理舒缓和康复,受到患者欢迎和好评。

20. 复旦大学附属肿瘤医院闵行分院放射治疗科

上海市闵行区肿瘤医院(复旦大学附属肿瘤医院闵行分院)肿瘤放射治疗科

是闵行区目前唯一的肿瘤放射治疗专科,拥有医用直线加速器、CT 模拟定位机、核通数字化 X 线模拟定位机等。放疗科各种设备全部网络化、计算机数字化管理。科室凭借复旦大学附属肿瘤医院肿瘤专科优势和特色,在明确肿瘤诊断和病理分级、分期的前提下,与总院肿瘤专家共同制定治疗方案,针对不同的恶性实体肿瘤的特性,给予规范的放射治疗、同步放化疗及多学科综合治疗,使患者享有与复旦大学附属肿瘤医院同等的治疗待遇。

21. 上海市黄浦区中心医院放疗科

上海市黄浦区中心医院放疗科具备精准放射治疗技术和现代化放疗设备。科室现有直线加速器、CT 大孔径模拟定位机、X 线模拟定位机、放疗计划系统等。能对各种常见肿瘤开展调强放疗、影像引导放疗、立体定向放疗、快速拉弧放疗等精确放疗技术。依托上海市医学重点专科——黄浦区中心医院乳腺外科的平台,在乳腺癌的精确放疗方面积累了丰富经验。

"上海黄浦放疗"
微信公众号